段逸山◎主編

第五册

·青囊集要（卷四至卷七）

中醫稿抄本叢刊

上海辭書出版社圖書館藏

上海辭書出版社

青囊集要

卷四至卷七

目録

青囊集要卷四目録

補益方

歸芍六味丸

大補丸

大補陰丸

虎潛丸

加味虎潛丸

七寶美髯丹

無比山藥丸

還少丹

延壽丹

坎離既濟丸
扁鵲玉壺丸
石刻安腎丸
安腎丸
柏子養心丸
平補正心丹
天王補心丹
秘方補心丸
參桂百補丸

牛夏茯神散
益血潤腸丸
金剛丸
虎骨四觔丸
加減四觔丸
煨腎丸
續骨丹
思仙續斷丸
羗活補髓丸

無價保真丸
十精丸
葆真丸
天真丸
羊腎丸
羊腎酒
彭祖接命丹
彭祖麋角丸
四味鹿茸丸

龜鹿二仙膠

專翁大生膏

通補奇經丸

天根月窟膏

煉成鍾乳粉

代參膏

參朮膏

二冬膏

瓊玉膏

二神丸

四神丸

七製故紙丸

八仙丹

虎骨酒

附子都氣丸

贊化血餘丹

左慈丸

草靈丹

故紙鴨

青囊集要卷四

南海普陀山僧心禪輯
傳徒僧　大智
　大延全　校
門人王學聖

補益方

六味地黄丸錢氏

治腎虚不足發熱口渴小便淋閉氣壅痰嗽頭目眩暈眼花耳聾咽乾舌痛齒牙不固腰腿痿軟自

汗盜汗便血諸血失音水泛為痰血虛發熱等症

乾地黃八兩九蒸為度搗膏 乾山藥 山萸肉各四兩

白茯苓 丹皮 澤瀉各三兩

右六味為末煉蜜為丸如桐子大每服二錢酒下日再服

八味地黃丸 崔氏

治虛勞腰痛少腹拘急小便不利又婦人病後飲食如故煩熱不得卧而反倚息者此名轉胞不得溺也以胞系了戾故致此病但利小便則愈此丸

亦主之

即於前六味丸方加桂枝附子各一兩餘依前法

徐洄溪云此方亦治脚氣乃驅邪水以益正水之

法也

又云此方專利小便水去而陰不傷扶陽而火不

升製方之妙固非一端但令人以此一方治天下

之病則又大失此方之義矣

資生腎氣丸

治肺腎虛腰輕脚重小便不利或肚腹腫脹四肢

浮腫或喘急痰盛已成蠱症
於前八味丸方再加牛膝車前子各一兩餘依前法

地黃圓

益氣血補肝腎祛風溼壯脚膝

熟乾地黃一兩　牛膝　石斛各三分
肉蓯蓉　茵芋　防風
川芎　五味子　桂心
附子　薏苡仁各五錢

右十一味為末煉蜜丸如梧子大每服三四十圓

酒吞下空心食前服

地黄圓

治腎虛或時脚腫兼治脾元虛衰

熟地黄二兩五錢　肉蓯蓉　白茯苓

澤瀉　五味子各三兩　桂枝

附子各五錢　黄芪獨莖者一兩

右八味爲細末煉蜜杵和圓如梧子大每服四五

十圓空心温酒下食前再服

十味地黄丸千金

治陰陽虧損升降逆行致成上熱下寒骨蒸發熱煩躁不寐驚悸怔忡欬嗽失血食少便溏精滑陽痿羸瘦疲倦甚則面紅目赤鼻乾口瘡舌燥咽痛齒牙浮動服涼藥而更甚者惟此丸為絕妙神方

熟地黃八兩　山藥　萸肉各四兩

茯苓　丹皮　澤瀉各三兩

附子　肉桂各一兩　白芍

元參各四兩

右十味為末煉蜜為丸如桐子大每服三錢淡鹽

湯下

黑地黄丸

治陽盛陰虚脾胃不足房室虚損形瘦無力面色青黄而無常色此丸能補腎益胃

蒼朮麻油浸炒　熟地黄各一觔　五味子八兩

乾薑秋冬一兩夏五錢春七錢

右四味研細末棗肉為丸如桐子大食前米飲服百丸治血虚久痔甚妙

徐洄溪云此方治脱血脾寒之聖藥乾薑宜泡淡

炒黑用

歸芍六味丸

治真陰不足血少氣多陽盛陰虧頭眩耳鳴午後漸熱肝血不足發熱等症

熟地黃八兩　全當歸　澤瀉

丹皮　白芍　茯苓各三兩

萸肉　懷山藥各四兩

右八味法製各研末煉蜜為丸如梧子大每服二錢開水送下

大補丸

治陰火亢極足脛疼熱不能久立及婦人火鬱發熱

厚黃柏鹽酒拌陳米飯上蒸每蒸必拌炒黑亮如漆為度七次

為末煉蜜丸如桐子大每服二錢空心醅酒下

大補陰丸

治陰虛火旺煩熱易饑足脛疼熱

黃柏　知母各四兩俱用鹽酒炒　熟地黃酒蒸

龜版酥炙各六兩

右四味為細末用猪脊髓蒸熟和煉蜜為丸如桐子大每服五六十丸空心淡鹽湯或薑湯黃酒任下
虎潛丸 丹溪
治腎陰不足筋骨痿不能步履
龜版炙 黃柏酒炒各四兩 知母
熟地黃各三兩 牛膝三兩五錢 鎖陽
當歸 虎脛骨炙各一兩 白芍一兩五錢
陳皮七錢五分 冬月加炮薑五錢

右十一味爲末煮羯羊肉搗爲丸如桐子大每服二錢淡鹽湯下

徐洄溪云痿症皆屬於熱經有明文此方最爲合度後人以温補治之則相反矣而痿症又有屬痰澀風寒外邪者此方又非所宜

張石頑云虎體陰性剛而好動故欲其潛使陰藥咸隨其性潛伏不動得以振剛勁之力則下體受廕矣其膝脛乃筋骨結聚功力最優

加味虎潛丸

治諸虛不足腰腿疼痛行步無力壯元氣滋腎水

即前方加人參　黃芪　杜仲

兔絲子　茯苓　破故紙

山藥　枸杞各二兩　五味子一兩

右二十味為細末猪脊髓蒸熟同煉蜜為丸如桐子大服法如前

七寶美髯丹 邵應節

補腎氣烏鬚髮久服延年益壽

何首烏赤白雌雄各一觔　牛膝八兩以何首烏先用米泔水浸一日夜以竹刀刮去

粗皮切作大片用黑豆鋪甑中一層上蓋首烏一層每鋪豆一層卻鋪牛膝一層重重相間上鋪豆覆之煮至豆熟為度去豆曬乾次日如前用生豆蒸如法蒸七次去豆用之 破故紙八兩酒浸洗淨用黑芝麻同炒至無聲為度去芝麻 當歸身八兩酒洗 白茯苓人乳拌透蒸曬 赤茯苓同上牛膝製法 菟絲子酒浸洗蒸曬三次 枸杞子去蒂各八兩

右八味為細末煉蜜為丸如龍眼大每日空心嚼二三丸溫酒或米湯白鹽湯皆可下製法不可犯鐵器

徐洄溪云此補腎血之方也

無比山藥丸千金

治丈夫久虛百損五勞七傷頭痛目眩支厥或煩熱或脾疼腰髖不遂飲食不生肌肉或食少而脹滿體無光澤陽氣衰絕陰氣不行

熟地黄酒浸　牛膝酒浸　巴戟去心

杜仲鹽水炒　赤石脂　茯苓

山萸肉　兔絲子　澤瀉各三兩

山藥二兩　五味子六兩　肉蓯蓉酒浸四兩

右十二味為細末煉蜜為丸如桐子大每服二十丸至三十丸空心温酒或米飲下服七日後令人

身體肥健面色光潤音響為驗此藥通中入腦鼻
必酸疼勿怪
徐洄溪云此收攝腎氣之方最為穩妥

還少丹 楊氏

此丹大補心腎脾胃虛寒飲食少思發熱盜汗遺
精白濁及真氣虧損肌體羸瘦肢節倦怠等症

乾山藥　牛膝　遠志
山萸肉　茯苓　五味子
巴戟 酒浸去心　蓯蓉 酒浸一宿　石菖蒲

杜仲薑汁酒同拌炒　楮實子　茴香各一兩
枸杞子　熟地黄各二兩
右十四味為細末煉蜜同棗肉為丸如桐子大每服三十丸空心温酒或淡鹽湯下日三服
徐洄溪云此交通心腎之方也

延壽丹

此丹久服添精補髓健脾胃烏鬚髮延壽壯筋骨輕身返老還童中陽復興少陽復起痔漏瘡毒服之即愈並能調經止赤白帶煖子宫安胎

九製熟地　生地黄各二兩　全當歸酒洗

白朮土炒　厚樸生薑汁炒　青皮

杜仲薑汁炒　破故紙微炒　橘紅

川椒　青鹽　巴戟肉去心

白茯苓　小茴香炒　肉蓯蓉竹刀剖淨鮮酒洗焙乾

黑豆二升以上諸藥各一兩

右十六味用水二十鍾入砂鍋內煎汁渣再用水十鍾更煎去渣將藥汁放鍋中入黑豆用桑柴火緩緩熬至藥汁乾取起俟冷磁罐收貯每早空心

用開水送下三錢不可間斷婦人受孕以後不可再服恐致雙胎修合時忌見僧道婦女雞犬忌食牛馬肉

大還丹

此丹水火兼補壯元陽暖丹田益精神健脾胃强筋力却百病功效難以盡述

淫羊藿（剪去邊尾羊油拌和炒十兩） 熟地黄（十二兩）

金櫻子（去心毛酒浸） 破故紙（酒浸） 仙茅（酒浸各八兩）

當歸（酒浸） 石斛（酒浸各六兩） 兎絲子（酒洗五兩）

麥冬去心炒　白菊花各四兩二錢　杜仲鹽水炒
肉蓯蓉酒洗去筋膜焙乾　山萸肉酒浸　枸杞酒浸
瑣陽酒浸　真山藥炒　白蒺藜炒
沙蒺藜炒各四兩　續斷炒　青鹽各三兩一錢
巴戟肉酒洗　茯苓　丹皮炒
小茴香酒浸　楮實子酒浸　覆盆子酒浸
牛膝酒浸　遠志甘草水炒　澤瀉炒
石菖蒲炒各三兩　天冬曬乾三兩五錢　五味子炒二兩
葫蘆巴酒浸二兩　胡桃肉一觔　豬腰子

羊腰子各十二枚

右三十四味為細末將腰子切開以藥塞滿麻線紮定蒸熟曬乾連腰子擣成細末用白蜜六七觔煉和諸藥擣為丸如桐子大每早晚淡鹽湯送下各二三錢腰子內之藥末但以塞滿為度不必盡入其中也

大補黃庭丸

治虛勞食少便溏不宜陰藥者

人參　茯苓各一兩　山藥二兩

右三味為末用鮮紫河車一具用河水二升稍入

白蜜隔水熬膏代蜜為丸空心淡鹽湯下三錢

經進萃仙丸

康熙癸酉太常伯王人崔進

沙苑蒺藜八兩淘淨隔紙微焙取細末四兩入藥留粗末四兩同金櫻子熬膏　山茱萸酒蒸去核取淨四兩　芡實四兩同糊搗　枸杞子四兩　菟絲子酒浸蒸焙搗二兩　川續斷去蘆酒淨二兩　金櫻子去淨毛子二兩　白蓮蘂四兩酒洗曬乾如無蓮鬚代之　覆盆子去蒂酒浸九蒸九曬取淨二兩

右九味共為細末以所留蒺藜粗末同金櫻子熬膏入前細末拌勻再加煉白蜜為丸如梧子大每

服八十丸漸加至百丸空腹淡鹽湯送下

西嶽真人靈飛散

調養性靈崇修德業者服之

雲母秋露漬煮七晝夜磨極細撇指無光為度取淨一觔　茯苓八兩

鍾乳同甘草煮一伏時杵粉水飛七次取淨七兩　柏子仁

人參千金翼杵白朮四兩　續斷　桂心各七兩

菊花去心蒂十五兩　乾地黃十二兩

右九味為末天門冬乾者五觔去心熬膏搜藥內

銅器中蒸之一料黍米下米熟出曝乾為末先食

飲服方寸匕服至七十日煉白蜜丸服之服此者
即有他疾勿服他藥專心服此他疾自除
孫真人曰此仙人隨身常所服藥也予服此方已
來將逾三紀頂面色美而悅之疑而未敢措手積
年詢訪屢有名人曾餌得力遂常服之一如方說
但能服之勿閒自見功效勿徒棄之
打老兒丸
能養五臟補諸虛益氣血壯陽培元烏鬚黑髮固
齒延年

熟地二兩　懷藥　牛膝

杞子　川斷各一兩五錢　萸肉

茯苓　杜仲　遠志

五味　楮實子　小茴香

巴戟　淡附子　石菖蒲各一兩

右十五味共為末棗肉蜜和為丸如梧子大每服

三錢空心淡鹽湯下

奪天造化丸

專治五勞七傷九種心痛諸般飽脹胸膈脹痛虛

浮腫脹内傷脱力四肢倦怠行走氣喘通身疼痛精滑陽痿腸紅痞塞面黄腰痛及男婦砂淋白濁白帶經水不調行經腹痛産後勞傷惡露不盡二便不利等症

生地　廣木香各二兩　赤芍
川芎　廣橘紅　蘇子
製香附　麥門冬　廣陳皮
木通　秦艽　丹皮
枳殼　地骨皮　澤瀉

五加皮　青皮　烏藥
牛膝各一兩　川貝母四兩　全當歸
焦查肉　建神麴各一兩五錢　紅花一兩
右二十四味共為末加鋮砂一兩五錢煅研細末大麥糊打
爛和丸如梧子大每服二十丸白湯下

補天大造丸
治男婦虛損勞傷形體羸弱腰背疼痛遺精白濁
帶下等症
黄柏　龜版炙各三兩　杜仲

牛膝各二兩　廣陳皮　紫河車一具
冬加乾薑五錢　夏加炒五味子一兩
右六味法製共為細末酒糊為丸如梧子大每服
三十丸空心溫酒下

河車大造丸

治虛損勞傷神志失守內熱水虧又能烏鬚黑髮
耳聰目明有奪造化之功

紫河車一具　敗龜版　潞黨參
生地黃各二兩　川黃柏　厚杜仲各一兩五錢

懷牛膝　淡天冬　莧麥冬各一兩

夏季加五味子

右十味法製各將研粉酒糊為丸如梧子大每服三錢空心淡鹽湯送下

河車六味丸

治先天不足精血虛損勞傷咳嗽形體羸弱等症

熟地黃八兩　萸肉　懷山藥各四兩

澤瀉　丹皮　白茯苓各三兩

紫河車一具

右六味爲細末先將河車洗淨加水酒煮透打爛爲丸如梧子大每服三十丸空心温酒下

坎離既濟丸

專治男婦五勞七傷心腎不交虚火上炎口燥舌乾骨蒸發熱心中煩躁虚痰咳嗽自汗盗汗夜夢遺精五淋白濁等症

全當歸六兩　生地黄　五味子

天門冬　熟地黄　白芍

麥門冬各三兩　肥知母　敗龜版各二兩

川芎一兩

右十味共研細末煉蜜打和為丸如梧子大每服二錢空心淡鹽湯送下常服養精神和血脈無不見效

扁鵲玉壺丸

玉壺指人身而言道經云金精滿鼎氣歸根玉液盈壺神入室元壽先生曰硫是礬之液礬是鐵之精生於溫泉產於山旁有水火既濟之妙本草止治陰寒惡疾不言治臟令人用治火衰陽氣暴絕

寒水臌脹却有神功獨是難於製配此方製法精妙用之有利無弊

硫黄八兩　配真麻油八兩

以硫打碎入冷油内放爐上炭火宜微以桑枝緩緩攪動候硫溶盡即傾入水缸内急攪去面上浮油取缸底淨硫稱過若干兩再配真麻油若干兩照前火候再溶再傾如此連製三次第四次用真棉花子油配硫若干兩照前再溶再傾去上面浮油第五次用肥皂四兩加水同煑六個時辰第六

次用皂莢四兩如前煮六時拔淨油氣第七次用爐中炭灰淋鹼水煮六時第八次用水豆腐同煮六時以拔淨皂鹼之性第九次用田字草擣汁和水煮六時曬乾研細如香灰凡淨硫一兩配炒糯米粉二兩煮汁為丸如梧子大初服八分漸加至三錢開水下

石刻安腎丸

治諸陽虛憊夢遺便溏腰膝軟弱喜暖畏冷諸虛不足之症

製附子　黄猺桂　厚杜仲
兔絲子　柏子仁　製川烏
破故紙　遠志肉　赤石脂煅
雲茯苓　茅蒼朮　川楝子
川石斛　葫蘆巴　淡蓯蓉
小茴香　川椒　巴戟肉
山茱萸　家韮子各二兩　鹿角片一兩
青鹽四錢

右二十二味共為細末加懷山藥四兩打糊為丸

如梧子大每服三錢淡鹽湯送下

安腎丸

治腎虛風襲下體痿弱疼痛不能起立

肉桂　川烏頭炮各一兩五錢　白蒺藜炒

巴戟肉　薯蕷薑汁炒　茯苓

石斛酒炒　川萆薢炒各四兩八錢　肉蓯蓉酒浸去腐

補骨脂炒各四兩八錢

右十味為末煉蜜為丸如梧子大每服七十丸空腹鹽湯臨卧温酒下

按腎藏爲風寒所襲所以不安故用烏頭蒺藜祛風散寒之劑風去則腎自安原無事於温補也其他桂苓薯蘚脂戟蓯斛雖曰兼理脾腎而實從事乎袪溼利水祗緣醉飽入房汗隨風蔽所以肢體沉重非藉疏通溝洫病必不除因髣髴地黄飲子而爲製劑彼用地黄菖志冬味萸附以交心腎之氣此用蒺蘚桂蘱骨脂烏頭以袪坎陷之風與崔氏八味丸迥乎不同也

柏子養心丸

治心血不足精神恍惚夜多異夢健忘怔忡不寐驚悸皆勞慾過度心事煩雜精神虧損以致心腎不交並皆治之常服安神定志養血滋腎

柏子霜　雲茯苓　酸棗仁

生地黃　全當歸各二兩　五味子

飛硃砂　黑犀角　粉甘草各五錢

右九味為細末煉白蜜打和為丸如梧子大每服三五錢空心白滾湯送下或龍眼肉湯更妙

平補正心丹局方

治心血虛少驚悸顫振夜卧不甯

龍齒煅通紅醋淬水飛淨一兩形如筆架外理如石中白如粉粘之粘舌者真

遠志甘草湯泡去骨　人參各一兩　茯神

酸棗仁炒各一兩五錢　柏子仁　歸身

石菖蒲各一兩　生地二兩一作熟地　肉桂一兩不見火

山藥一兩五錢　五味子五錢　麥門冬去心一兩五錢

硃砂另研水飛淨五錢

右十四味為末煉白蜜為丸如梧子大硃砂為衣

每服三十五丸米湯參湯龍眼湯醞酒任下空心

臨臥各一服

天王補心丹 道藏

治心血不足神志不寧津液枯竭健忘怔忡大便不利口舌生瘡等症

人參　茯苓　元參

桔梗　遠志各五錢　當歸

五味　麥冬　天冬

丹參　棗仁　柏子仁各一兩

生地黃四兩

右十三味為細末煉蜜為丸如椒目大每服三錢白湯下一方有石菖蒲四錢無五味子一方有甘草川連

徐洄溪云此養心之主方也心掺亦可加硃砂

秘方補心丸

治心虚手振

當歸　生地各一兩五錢　川芎
甘草各一兩　遠志二兩五錢　棗仁炒
柏子仁去油各三兩　人參　膽星

硃砂另研各五錢　金箔二十頁　麝香一錢
琥珀三錢　茯苓七錢　石菖蒲六錢
右十五味為細末蒸餅為丸如菉豆大硃砂為衣
每服七八十丸津嚥下或淡薑湯送下
徐洄溪云此心神恍惚而有痰者宜之

參桂百補丸

此丸大補氣血不足諸虛百損五勞七傷脾胃虛
弱神思恍惚體倦腰膝疲軟筋骨不舒元陽衰敗
久服添精補髓益壽延年功莫盡述

熟地黄四兩　全當歸　潞黨參
廣陳皮各二兩　綿黄耆　冬朮
白芍各一兩五錢　雲茯苓　五味子四錢
猺桂五錢　遠志肉五錢　甘草炙八錢
鹿茸三錢
右十三味共研細末煉蜜爲丸如梧子大每服三
錢白湯下
孔聖枕中丹
龜屬陰而靈龍屬陽而靈藉二物之靈氣佐以芳

香善能利竅故治讀書健忘久服令人益智聰明

龍骨　龜版炙各四兩　遠志

菖蒲各二兩

用雞一隻去毛肚雜以龍骨入雞腹内煮一日取出曬乾

共研細末雞汁湯泛丸每服三錢空心黄酒下日

二服

柏子仁丸

此丸能安神益智養血滋陰并能止盜汗等症

熟地黄三兩　川斷肉　澤蘭葉各二兩

柏子仁　懷牛膝　卷　柏各五錢

右六味共研細末煉蜜爲丸如梧子大每服三錢空心白湯下日二服

兔絲子丸 和劑

治腎氣虛損五勞七傷脚膝痠疼面目黧黑目眩耳鳴心冲氣短時有盜汗小便數滑

兔絲子　鹿　茸醋炙去毛　澤　瀉

石龍芮去土淨再水洗　川桂枝　附　子各一兩

釵石斛　熟地黄　牛　膝酒浸焙

茯苓　山萸肉　續斷

防風　杜仲　補骨脂酒炒

肉蓯蓉酒浸焙　華澄茄　巴戟

沉香　茴香炒各七錢五分　五味子

川芎　桑螵蛸酒浸炒　覆盆子各五錢

右二十四味為末酒煮蒸餅為丸如桐子大每服三十丸空心温酒或淡鹽湯下

小兔絲子丸

治女勞癉又治腎氣虛損五勞七傷少腹拘急四

肢痠疼面色黧黑唇乾舌燥目暗耳鳴心煩氣短夜夢驚恐精神困倦喜怒無常悲憂不樂飲食無味舉動無力心腹脹滿脚膝痿緩小便滑數陽事不舉股內溼癢水道澀痛小便出血時有遺瀝並宜服之久服塡骨髓續絶傷補五臟去百病明視聽美顏色輕身延年聰耳明目

石蓮肉二兩　白茯神蒸一兩　兔絲子酒浸五兩

山藥二兩留七錢打糊

右四味為細末用山藥糊為丸如梧子大每服五

十丸空心温酒或鹽湯下如脚膝無力木瓜湯下

晚食前再服

按後人製方方下必誇大其辭令用者欣然樂從

似此一方立於無過之地洋洋盈耳何不可耶

硃砂安神丸

治熱傷心胞氣浮心亂虛煩不甯

硃砂水飛五錢一半為衣 甘草五錢 黄連酒蒸六錢

當歸二錢五分 生地黄一錢五分

右五味除硃砂共為細末湯浸蒸餅為丸黍米大

硃砂為衣每服十五丸至三十丸獨參湯或補中益氣湯送下

凡言心經藥都屬心包惟硃砂外禀離明内含真汞故能交合水火直入心臟但其性徐緩無迅掃陽焰之速效是以更需黄連之苦寒以直折其勢甘草之甘緩以款啟其微俾膈上之實火虚火悉從小腸而降泄之允為勞心傷神動作傷氣擾亂虚陽之的方豈特治熱傷心包而已哉然其奥又在當歸之辛温走血地黄之濡潤滋陰以杜火氣

復熾之路其動靜之機多寡之制各有至理良工調劑之苦心其可忽諸

龍齒清魂散

治心虛挾血振悸不甯產後敗血衝心笑哭如狂

龍齒醋煅　遠志甘草湯泡去骨　人參　歸身各五錢　茯神　麥冬去心　桂心　甘草炙各三錢　延胡索一兩

右九味杵為散每服四五錢薑三片紅棗一枚水煎日再服此即平補正心丹去棗仁柏子仁菖蒲生地山藥五味硃砂加延胡細辛甘草

遠志丸

治因事有所大驚夢寐不甯神不守舍

遠志甘草湯泡去骨　石菖蒲　茯神

茯苓一作棗仁　人參　龍齒醋煅飛各一兩

硃砂五錢水飛一半為衣

右七味為末煉白蜜丸如梧子大硃砂為衣每服五十丸空心沸湯臨卧温酒送下如精髓不守者加五味子五錢陽事不舉者加山藥萸肉各一兩肉桂五錢自汗不時者倍棗仁加黄著一兩

定志丸 千金

治言語失倫常喜笑發狂

人參 茯神各三兩 石菖蒲

大遠志甘草湯泡去骨各二兩

右四味為末煉蜜為丸如梧子大每服七十丸亦可作湯服如血虛加當歸有痰加橘半甘草生薑

珍珠母丸

治肝虛不能藏魂驚悸不寐

珍珠母即石決明七孔者良煅赤醋淬七錢五分 龍齒煅赤醋淬水飛

沉香另研勿見火各五錢 人參 茯苓
棗仁炒 柏子仁 犀角鎊各一兩
當歸身 熟地黃各一兩 硃砂五錢另研水飛

右十一味為細末煉白蜜為丸如梧子大硃砂為衣每服五七十丸臨卧薄荷湯送下

半夏茯神散

治癲妄因思慮不遂妄言妄見神不守舍初病神氣未衰者用此數服即效

半夏 茯神各一兩二錢 天麻煨

膽星 遠志肉 棗仁炒

廣皮 烏藥 木香

礞石煅各八錢

右十味杵為散每服三錢水一盞煎數沸入生薑汁數匙空心和滓服

益血潤腸丸

治津液亡大便秘老人虛人皆可服並祛風養血

熟地六兩 杏仁炒 麻仁各三兩以上三味俱要同搗成膏 枳殼 當歸

橘紅淨各二兩五錢　肉蓯蓉　阿膠各一兩五錢

蘇子　荆芥略各一兩

右十味為末以前三味膏同杵千餘下加煉蜜為丸如桐子大每服五六十丸空心白湯下此脾約丸變法

金剛丸保命

治腎損骨痿不能起於牀

杜仲炒　萆薢　蓯蓉酒浸各等分

右三味為末酒煮腰子搗為丸如桐子大每服五七十丸溫酒下

虎骨四觔丸局方

治脚痿軟無力不能行步

天麻　木瓜　蓯蓉

牛膝各焙乾一觔　附子　虎骨酥炙各一兩

右六味各如法修製先將前四味用無灰酒浸春秋各五日夏三冬十日取出焙乾入附子虎骨共研末用浸藥酒打麪糊為丸如桐子大每服五十丸空心淡鹽湯下

加減四觔丸三因

治肝腎虛熱淫於內致筋骨痿弱足不任地驚恐
戰掉潮熱時作飲食無味不生氣力
肉蓯蓉酒浸　牛膝酒浸　木瓜
鹿茸酥炙　五味子酒浸　熟地
兔絲子酒浸各等分
右七味為末煉蜜為丸如桐子大每服五十丸溫
酒下一方有杜仲無五味子
心按此兩方治脚痿不能行步之症必久病無腫
痛者宜之若新病腫痛而有風溼之邪者悞用此

方反將風溼熱邪引入骨髓永無愈期如油入麪
莫能去之用者常須悉此勿令悞也

煨腎丸保命

治腎肝虛及脾損穀不化

牛膝　萆薢　杜仲炒
白蒺藜　防風　菟絲子酒浸
蓯蓉酒浸　葫蘆巴　破故紙等分
桂枝減半

右十味為末將猪腰子製如食法搗爛和蜜為丸

如桐子大每服五七十丸空心温酒下亦治腰痛不能起

徐洄溪云此丸亦治腎痿

續骨丹本事

治兩脚軟弱虛羸無力及小兒不能行

天麻酒浸　白附子　牛膝　木鼈子各一兩　羌活五錢　烏頭泡　硃砂各一錢　地龍去土一分　乳香去油　没藥去油各二錢

右十味以生南星末一兩無灰酒炙糊為丸如雞頭子大硃砂為衣每服二十丸白湯下

徐洄溪云此即加味活絡丹也舒筋最宜

心按此方亦能搜筋骨間之風熱腫痛者宜之

思仙續斷圓本事

治肝腎風虛氣弱脚不可踐地腰脊疼痛風毒流注下經行止艱難小便餘瀝此補五臟內傷調中益精涼血堅強筋骨益智輕身耐老

思仙朮　生地各五兩　萆薢四兩

五加皮　防風　米仁

羌活　川斷　牛膝各三兩

右九味為細末好酒三升化青鹽三兩大木瓜半觔去皮子以鹽酒煮木瓜成膏杵丸如桐子大每服三四十丸空心温酒或鹽湯下膏少和酒可也

徐洄溪云此方治下焦風溼脚氣亦效內經鍼痿之法獨取陽明以陽明為諸筋之總會也而用藥則以補腎為多以腎為筋骨之總司也養其精血而逐其風痰則大畧無悮矣

羌活補髓丸千金

療髓虛腦痛不安膽腑中寒

人參四兩 羌活 川芎

當歸各三兩 桂心二兩 酥

牛髓 羊髓各一升 棗肉一觔研膏

大麻仁二升熬研如脂

右十味先將前五味擣篩為散後用棗肉麻仁打勻再下二髓及酥重湯煮之為丸如桐子大酒下三十丸日再服

薯蕷丸 金匱

治虛勞諸不足風氣百疾此丸主之

薯蕷三十分　甘草二十八分　當歸

桂枝　麯　乾地黃

豆黃卷各十分　人參十分　川芎

白芍　白朮　麥冬

杏仁　防風各六分　柴胡

桔梗　茯苓各五分　阿膠七分

乾薑三分　白斂二分　大棗百枚搗膏

右二十一味末之煉蜜和丸如彈子大空腹酒服一丸一百丸為劑

喻嘉言云虛勞不足之病最易生風生氣倘風氣不除外症日見中藏日見虛耗神頭鬼臉不可方物有速斃而已故用此方除去其風氣兼培補其虛空也

百勞丸

治一切勞瘵積滯疾不經藥壞者宜服

當歸炒　乳香　沒藥　蟅蟲一

人參二錢　大黄四錢　梔子十四枚去皮熬
䗪蟲十四枚　水蛭十四枚熬黑
右八味爲末煉白蜜爲丸如梧子大每服百九百勞水下取下惡物爲度服白粥十日百勞水以杓揚之百遍然後煮沸即甘瀾水法也

三才封髓丹寶鑑

除心火益腎水滋陰養血潤補不燥

天冬　人參　熟地各五錢
黄柏三兩　砂仁一兩　甘草炙七錢

右六味為細末麪糊為丸如桐子大每服五十丸用蓯蓉五錢切片酒浸一宿次日煎三四沸空心食前送下

徐洄溪云此補陰氣之方虛人老人便結者最宜

三才丸 潔古

治肺脾陰虛諸症

人參 天門冬 熟地黄 各等分

右三味為末煉蜜為丸如桐子大每服五十丸空心白湯下

徐洄溪云此方有嗽者非宜必上下純虛而不嗽者可用

元精丹

北方黑氣入通於腎開竅於二陰藏精於腎其味鹹其類水其病在骨此丹主之

血餘用自己髮及父子一本者或童男女髮揀去黃白色者用灰湯洗二三次以大皂角四兩搥碎煮水洗淨務期無油氣為佳將髮扯斷曬乾每洗髮一觔用川椒四兩揀去梗核於大鍋內髮一層椒一層和勻以中鍋蓋蓋鹽泥固濟勿令泄氣桑柴火慢煮三炷香即退火待冷取出約重四兩有餘於無風處研為細末　女貞子四兩　生地酒浸杵膏

熟地同上各八兩　何首烏製法同前七寶美髯丹取淨末一觔

黑芝麻九蒸九曬淨末八兩　破故紙炒取淨末四兩　旱蓮草取淨汁熬膏

桑葚子取淨汁熬膏各四兩　胡桃仁二兩研　膠棗二兩研

槐角子入牛膽內百日四兩

右十二味以藥末和諸膏和勻加煉蜜一觔入石臼內杵千餘下為丸如桐子大每服六十丸空心用首烏釀酒二三杯送下日三服

徐洄溪云諸品皆色黑之藥專補腎血此治便後脫血之神方也

金鎖固精丸

治夢遺滑精

芡實　蓮鬚　蒺藜各二兩

龍骨酥炙一兩　牡蠣煅四兩

右五味為末以蓮子粉糊為丸如桐子大空心淡鹽湯下七十丸

金鎖丹本事方

治夢泄遺精關鎖不固

茴香　葫蘆巴　破故紙炒

白龍骨各一兩 木香一兩五錢 胡桃三十枚研膏
羊腎三對切開用鹽擦炙熟搗膏
右五味為末和二膏研勻酒浸煮熟如桐子大每
服三五十丸空心淡鹽湯下

金鎖正元丹局方

治真氣不足元臟虛弱四肢倦怠百節酸疼精神
困昏手足多冷心忪盜汗飲食減少小便滑數遺
精白濁

五棓子 茯苓各八兩 補骨脂十兩炒

巴戟去心　葫蘆巴炒　蓯蓉洗淨各一觔
硃砂另研　龍骨各三兩

右八味為細末酒糊為丸如桐子大每服十五丸至二十丸空心溫酒或淡鹽湯下

聚精丸

治腎虛封藏不固

鰾膠白淨者一觔碎切蛤粉或牡蠣粉炒成珠再用酥拌炒則不粘

沙苑蒺藜五兩乳浸一宿隔湯蒸一炷香曬乾勿炒

右二味為細末煉白蜜中加入陳酒再沸候蜜將

冷為丸不可熱擣熱擣則膠粘難丸丸如菉豆大空心温酒或白湯下八丸忌食諸魚牛肉

無價保真丸

治一切勞損諸疾服至一月面目光潤半年後返老還童飲食房事無異少年百病不生冬月手足不冷夏月身體不熱男子鬚髮不白婦人能多生育益精補髓功效無窮

九製熟地忌鐵四兩　全當歸酒浸二兩五錢　川芎酒炒一兩五錢

杜仲薑汁炒一兩五錢　白茯苓人乳拌蒸一兩五錢　甘草酒炒

金櫻子去皮毛　淫羊藿去淨邊梗用羊油拌炒各一兩

釵石斛酒製三兩

右九味俱用頂好燒酒製研細末煉蜜和勻搗千餘下為丸如桐子大每服三錢空心溫酒下

十精丸又名保真丸元和紀用經

此世所謂丹藥也溫平補益

兔絲子人精長陰發陽酒浸一宿溼搗　甘菊花月精二味春加一倍

五加皮草精益肌去皮用　柏子仁木精明目通氣二味夏加

白朮日精長肌肉　人參藥精鎮心療驚癇二味秋加

石斛山精治筋骨如金釵者酥炙　鹿茸血精止腰痛益精血酥炙

肉蓯蓉地精破癥消積酒浸一宿蒸用　巴戟肉天精治精冷益智紫色者去心酒浸

一宿四味冬加

右十味等分隨四時各加分兩為末煉蜜為丸如

梧子大空心溫酒或鹽湯下二十五丸至三十丸

忌食牛肉生葱

葆真丸

能補真精通三焦之元氣益肝腎之不足

小茴香　遠志肉　川楝子

川牛膝　五味子　巴戟肉

葫蘆巴　補骨脂　益智仁各一兩

熟地黄　白茯苓　潞黨參

懷山藥各二兩　柏子仁五錢　山萸肉

兎絲子各一兩五錢　淡蓯蓉四兩　沉香屑

穿山甲炒各三錢　厚杜仲鹽水炒二兩　鹿角膠八兩

右二十一味以十九味為細末先將蓯蓉洗淨去鱗甲酒水煮爛再將鹿角膠溶化入末藥和匀量加熟蜜為丸如梧子大每服三四錢開水送下

天真丸

治一切亡血過多形槁體羸飲食不進腸胃滑泄津液枯竭久服益氣血駐顏色暖胃

精羊肉七觔去筋膜脂皮批開入下藥末　肉蓯蓉十兩

當歸十二兩洗去皮　山藥溼者去皮十兩　天門冬去心焙乾一觔

右四味為末安羊肉內裹縛用無灰酒四觔煮爛酒盡再入水二升煮候肉糜爛再入

黃耆末五兩　人參末　白朮末各二兩

熟糯米飯焙乾作餅將前後藥末和擣為丸如梧

子大一日二次服三百丸温酒下如難丸用蒸餅
五七枚焙乾入臼中杵丸之
按此方可謂長於用補矣人參羊肉同功而蓯蓉
山藥為男子佳珍合之當歸養營黄耆益衞天冬
保肺白朮健脾而其法製甚精尤為補方之首
羊腎丸
治腎勞虚寒面腫垢黑腰脊引痛屈伸不利夢寐
驚悸小便不利
熟地黄　兎絲子另研　杜仲

黃蓍　續斷　釵石斛

磁石煅醋淬　肉桂　牛膝

沉香　五加皮　乾山藥炒各等分

右十二味為細末用雄羊腎兩對以葱椒酒煮爛少入酒糊杵為丸如桐子大每服七十丸空心淡鹽湯下

徐洄溪云此降納腎氣之方也

羊腎酒

此酒能種子延齡烏鬚髮强筋骨補氣血添精髓

返老還童有七十老人腿足無力寸步難移服此甫四日即行走如常後至九旬筋力不衰秘其方而不傳董文敏公以重資得之凡無子者服之即能生子屢試如神百無一失

生羊腰子一對　沙蒺藜微炒四兩　桂圓肉四兩　薏仁　淫羊藿去邊毛羊油拌炒　仙茅用糯米泔汁浸去赤汁各四兩

右六味用頂好燒酒二十觔浸三七日隨量飲之

彭祖接命丹

此丹善能添精補髓固精不泄助元陽壯筋骨潤皮膚理腰膝下元虛冷五勞七傷半身不遂或下部虛冷膀胱氣痛脚膝痠麻陽痿不舉男子服之行步康健氣力倍強女人服之能除血崩赤白帶下兼通二十四道血脈功效無窮不能盡述

何首烏黑豆同製　白茯神人乳拌蒸曬　赤茯苓

菟絲子　牛膝酒蒸　歸身

破故紙　覆盆子各十兩不犯鐵器

右八味用石臼杵為細末煉蜜加黃酒和為丸如

桐子大每服二錢空心黃酒送下每日早午晚三次七日後每服三錢忌芸薹菜子油蘿蔔

彭祖麋角丸

培理身心專事永年者服此

麋角 一對炙黃　檳榔 二味另搗淨末二兩　通草　秦艽　人參　兔絲子 酒浸別搗　肉蓯蓉 酒浸去腐　甘草 各二兩預為末

右八味以麋角檳榔二末共煎一食時頃藥似稠粥即止火少待熱氣歇即投後六味末攪令相得

仍待少時漸稠粘堪作丸如梧子大空腹酒下三十丸日加一丸至五十丸為度日暮二服百日内忌房室服經一月腹内諸疾自相驅逐有微利勿怪修合時勿令雞犬婦人孝服等見之服雲母大忌食胡葱羊血

石頑曰麋角走督脈而補陰中之陽檳榔行腹内而破陰中之滯兼通草秦艽通血脈而運週身之氣兔絲蓯蓉填補腎臟人參以助諸味之力也

或問服食諸方宗派各立獨以靈飛散為之首推

願聞其旨云何答言靈飛一方上真心印第凡夫目之則與臺山隻屐無異是以近世慕道之士往往留心麋角丸專取血肉之味培理色相之軀曷知異類有情之屬豈若山靈無情之品足以蕩練性靈孫公服之尸解良由雲母性善飛揚與性靈結成一片爾其麋角丸方彭君餌之得力長享遐齡但以血肉性滯不能上升終歸地肺不能使人無疑以意推之此雖平時修證之力亦由宿昔根器使然吾因洞晢其微彭君以塵緣羈鞅艱於脫

凡孫公以功行易滿速於遷化是豈羣迷之可以窺測哉雖然世之積功累行以祈天仙者未之見也心慕長生而欲求地仙者在在有之故以麋角丸靈飛散俱録於補益方中各從其尚可也

四味鹿茸丸

治肝腎督脈皆虛欬嗽吐血脈虛無力上熱下寒

鹿茸酥炙另研　五味子　當歸身各一兩

熟地黃酒蒸二兩搗爛如泥

右三味為末與熟地同搗為丸如梧子大每服四

五十丸空心温酒送下

濟生鹿茸丸

治腎臟真陽久虛下體痿弱疼痛喘嗽水泛為痰

鹿茸酒炙　牛膝鹽水炒　五味子各二兩

石斛　巴戟肉　附子炮

川楝肉酒蒸　山藥　肉桂

杜仲鹽酒炒　澤瀉鹽水炒各一兩　沉香另研五錢

右十二味為末酒糊丸如梧子大每服七十丸侵晨温酒下俗本尚多白棘兔絲磁石陽起石四味

蔡太師所服香茸圓本事方

治高年氣血並虛督脈無力腰膝痠疼經絡不舒

鹿茸　熟乾地黃各二兩　附子

蓯蓉　破故紙　當歸各一兩

沉香五錢　麝香一錢

右八味為細末入麝香研勻煉蜜杵圓如梧子大

每服三五十丸空心淡鹽湯下

香茸地黃圓本事方

治同上

鹿茸二兩　沉香　人參
白芍藥　熟乾地黃　生乾地黃
蓯蓉　牛膝　澤瀉
大附子　當歸各一兩　麝香一錢

右十二味為細末酒和圓如梧子大每服五十九温酒或鹽湯下

又方本事方

此方專補脾腎凡高年中下兩虧者非此不能奏效也

熟地黄五兩　鹿茸三兩酥炙　兎絲子四兩

附子二兩　沉香一兩

右五味為細末入麝香五分研勻煉蜜杵圓如梧子大每服三十圓至五十圓温酒或鹽湯送下

麋茸圓 本事方

治腎經虛腰痛不能轉側

麋茸一兩酥炙　兎絲子一兩　舶上茴香五錢

右三味為末以羊內腎二對用酒煮爛去膜研如泥同上藥圓如梧子大陰乾如腎膏少入酒糊佐

之每服三五十丸空心温酒或鹽湯下

鹿茸丸 扁鵲神方

温補下元疏通血脈明目輕身

鹿茸一具去毛酥炙　鹿角霜二兩　川楝子炒取淨肉

青皮　木香各一兩

右五味為末蒸餅為丸如梧子大每服三十丸空心淡鹽湯或温酒下

二至丸

治老人腎虛腰痛不可屈伸頭旋眼黑下體痿軟

附子炮一兩　桂心一兩　杜仲鹽酒炒
補骨脂炒各二兩　鹿茸酥炙　麋茸酥炙各一具
右六味為細末青鹽五錢熱酒中化去砂土入鹿角膠一兩糊丸如梧子大每服七十丸空心醞酒同胡桃肉一枚細嚼送下惡熱去附子加肉蓯蓉一兩龜版膠一兩倍杜仲補骨脂
按鹿是山獸性禀純陽其角乃陽中之陽夏至得一陰之氣而解麋是澤獸性禀至陰其角乃陰中之陽冬至得一陽之氣而解此方二茸並用故名

二至加以桂附杜仲補骨脂峻温腎肝允為老人
調補下元虧損虛火上乘要藥但麋鹿二茸世罕
能辨鹿茸則毛色黄而角則鶴頂骨薄麋茸則毛
色黧而角門開頂骨厚世人貴鹿賤麋而粗大短
壯圓滿鮮澤者為之茄茸不知粗大者多是麋茸
若鹿茸則大者絶少即帶馬鞍樣肥嫩者亦作縱
獨皺而枯瘦太短血氣不多者無足取也更觀茸
下有節若只一層者其鹿少壯方優茸茸如筍芽
者則鹿老而力遜矣

斑龍丸

治精血耗涸耳聾口渴腰痛白濁上熱下寒不受峻補者

鹿茸（酒泡透炙酥研末不拘多少要血片）

用真烏梅肉煮搗成膏和杵為丸如桐子大每服五十丸米湯下

固本丸

治老人津血俱虛燥欬便秘氣逆

天冬　麥冬　熟地

生地八兩　人參四兩

右五味為末煉蜜為丸如桐子大每服四錢酒下

熬膏尤宜食少便滑者禁用

龜鹿二仙膠

主大補精髓益氣養神

人參十五兩　枸杞三十兩　鹿角血者十觔

龜版自敗者五觔　二味另熬膠

右五味用鉛鐔如法熬膠初服酒化一錢五分漸

加至三錢空心下

經云精不足者補之以味龜鹿又能通督任塡補之法此為最穩

專翁大生膏 吴氏

治燥久傷及肝腎之陰上實下虛晝涼夜熱或乾欬無痰甚則痙厥等症此膏多用血肉有情之品煎煉為丸法從緩治其功用有非草木所能比也凡下元衰憊腎液不足及婦人血海乾涸八脈損傷新産亡血妊娠墮胎一切久虛難復之症無不神效

人參二觔無力者以人乳九蒸西洋參代之　茯苓
白芍　麥冬連心　蓮子
鮑魚　海參　阿膠各二觔
龜版另熬膠　鼈甲另熬膠　牡蠣
猪脊髓各一觔　烏骨雞一對　五味子八兩
羊腰子八對　雞子黃二十枚　芡實
熟地各三觔　白蜜　沙蒺藜各一觔
杞子一觔炒黑
右二十一味分四銅鍋忌鐵器攪用銅勺以有情

歸有情者二無情歸無情者二文火細煉三晝夜去渣再熬六晝夜陸續合為一鍋煎煉成膏末下三膠合蜜和匀以方中有粉無汁之茯苓白芍蓮子芡實為細末合膏為丸每服二錢漸加至三錢日三服約一日一兩期年為度婦人每殞胎必三月者肝虛而有熱加天冬桑寄生各一觔同熬膏加鹿茸二十四兩為末

通補奇經丸 吳氏

治男子少年斵傷太過下焦精血虛寒損及奇脈

或陽痿不舉或精滑不固夢遺泄精面色㿠白或大脫血之後虛而不復食少體倦腹中寒痛或兩脚痿軟無力不能任地種種虛症及婦人半產崩漏帶下如水下體若廢或子宮寒冷不能受孕或墮胎必在四五月之間以上諸症服之皆極神效

人參無力者以九製西洋參代之人參用二兩洋參用四兩　鹿茸八兩無力者以項好嫩毛角代之　龜版炙　杞子

當歸炒黑　小茴香炒黑　補骨脂各四兩

鹿角膠　蓯蓉各六兩　沙蒺藜

杜仲各二兩 紫石英生研極細二兩

右十二味為細末煉蜜為丸如桐子大每服二錢漸加至三錢大便溏者加蓮子芡實牡蠣各四兩以蒺藜洋參熬膏法丸淋帶者加桑螵蛸兎絲子各四兩癥瘕久聚少腹痛者去補骨脂蒺藜杜仲加肉桂丁香各二兩

天根月窟膏 吳氏

治下焦陰陽兩傷八脈告損急不能復胃氣尚健無澀熱證者男子遺精滑泄精寒無子腰膝痠痛

之屬腎虛者老年體瘦痱中頭暈耳鳴左肢麻痺緩縱不收屬下焦陰陽兩虛者婦人產後下虧淋帶癥瘕胞宮虛寒無子數數殞胎或少年生育過多年老腰膝尻胯痠痛等症悉皆主之

鹿　茸　鹿角膠　桑螵蛸
兔絲子　桂圓肉　歸　身
小茴香　紫石英　萸　肉
生杜仲　牛　膝　萆　薢以上各一觔
鮑　魚　海　參　龜　版二觔

烏骨雞一對　烏賊骨　茯苓
牡蠣　龍骨　沙蒺藜
白芍　芡實　補骨脂
杞子　蓯蓉各二觔　洋參
蓮子　白蜜各三觔　熟地四觔
雞子黄十六枚　羊腰子十六枚
右三十二味熬如專翁膏法用銅鍋四口文火次
第煎煉取汁另入一淨鍋內細煉九晝夜成膏後
下膠蜜以方中有粉無汁之茯苓蓮子芡實牡蠣

龍骨鹿茸白芍烏賊骨八味為末和前膏為丸如桐子大每服三錢日三服胃氣虛弱及内有溼熱餘邪皆不宜用

煉成鍾乳粉千金翼

主五勞七傷欬逆上氣治寒嗽通音聲明目益精安五臟通百節利九竅下乳汁益氣補虛療脚弱冷疼下焦傷竭强陰久服延年益壽令人有子

真鍾乳石

右取韶州鍾乳顏色明淨光澤者不拘多少置於

金銀器中即以大鐺著水沉金銀器於鐺中煮之常令如魚眼沸水減即添薄者三日三夜粗厚者七日七夜候色變黄白即熟矣如疑生更煑滿十日最佳出金銀器中更著清水更煮經半月即出之水色清不變則止即於磁鉢中用玉槌著水研之每日著水攪令匀勿使著槌鉢勿使纖塵入内研覺乾澁即更添水常令如稀米泔狀細者皆浮在上粗者沉下複繞槌鉢四邊研之狀若乳汁粘指上如書中白魚腻即成澄取曝乾每半兩分作

三服空心用温酒調下更量症之輕重加減服之

亦可和為丸服

徐洄溪云此鎮心強腎之聖藥唐人最重之

代參膏

此膏大補氣血功同人參陰陽兩虛者可以常服

嫩黄芪（切片）　歸身（酒洗各五錢）　玉竹（一兩）

橘紅（三錢）

右四味共入砂鍋内用天泉水熬膏每早開水冲服三四錢

參朮膏

治中氣虛弱諸藥不應或因用藥失宜耗傷元氣虛證蜂起但用此膏補其中氣諸證自愈

人參　白朮各等分

右二味用天泉水熬成膏每早空心用米飲冲服三四錢

按方下所治非為虛勞設也而治虛勞尤在所必用藥品珍貴功效敏速中和無弊莫踰於此後人更增薏仁蓮肉黃芪茯苓神麴澤瀉甘草七味吾

不知於補元氣之義何居而鄙吝之人見之亦未有不欣然從事者矣

二冬膏

治肺胃燥熱音啞乾欬無痰

天門冬 麥門冬各等分

右二味煎汁加白蜜收膏不時口內噙嚥之

瓊玉膏申先生方

治虛勞乾欬

生地黃四觔若取鮮生地汁須用十觔 白茯苓十二兩

白蜜二觔　人參六兩有加沉香琥珀粉各一錢五分

右四味以地黄汁同蜜熬沸用絹濾過將參苓為細末入前汁和勻以磁瓶用綿紙十數層加箬葉封瓶口入砂鍋内以長流水沒瓶頸用桑柴火煮三日夜取出換紙紮口以蠟封固懸井中一日取起仍煮半日膏成每服三錢白湯調服此方别本製法各殊

徐洄溪云此為血症第一妙方乾淮生地四觔浸透可取自然汁一觔若浙地則十觔祇取自然汁一觔須三十觔方可配諸藥故修合之法當隨時

隨地變通也

心按若不能用人參須以人乳九製西洋參代之不得用别參代

集靈膏

治一切氣血兩虛身弱欬嗽及津液耗傷虛火上炎等症

天冬 麥冬各十兩 熟地 生地各十兩 人參六兩 枸杞六兩

右六味煎濃汁用絹濾淨熬加白蜜收膏每服三

五錢白湯或酒調下如血虛便秘加當歸身脾弱便溏加白朮以糖霜代蜜收之

兩儀膏

主平補氣血人之陰陽氣血兩虧者久服自見功效

人參 熟地九蒸各等分

右二味用天泉水細煉成膏每早空心用開水冲服三錢

兩儀即陰陽也内經云陽化氣陰成形此天地之

陰陽也而人身之陰陽則陽為氣而陰為血故陰陽相為抱負而氣血不可以偏衰也而方中人參之清以助氣地黃之濁以補血理雖至淺義却精妙

人參散

治邪熱客於經絡痰嗽煩熱頭目昏痛盜汗倦怠一切血熱虛勞

黃芩五錢　人參　白朮

茯苓　赤芍藥　半夏麴

柴胡　甘草　當歸

乾葛_{各一兩}

右十味為末每服三錢水一盞薑四片棗二枚煎七分不拘時温服

按此方治邪熱淺在經絡而未深入臟腑雖用柴胡乾葛之輕全藉參朮之力以達其邪又恐邪入痰隧故用茯苓半夏兼化其痰合之當歸赤芍黄芩并治其血中之熱且止用三錢為劑蓋方成知約庶敢用柴胡乾葛耳

人乳膏

治血虛火旺清補兩難者服此神效

人乳（男用女胎 女用男胎）　藕汁　白蜜

甜酒原漿　童溺

右五味各一碗同入銅鍋内慢火熬至滴水成珠每日空心服半盞用米飲或白湯化服病深者久服自愈

五味子圖

治肝腎俱虛收斂精氣補真戢陽充悦肌膚進美

飲食

五味子　川巴戟　肉蓯蓉

人參　兎絲子　熟地黄

覆盆子　白朮　益智仁

茴香　骨碎補洗去毛　白龍骨

牡蠣以上各等分

右十三味為細末煉蜜杵和圓如梧子大焙乾每服三十圓空心食前米飲下日二三服此藥補精氣能止汗

人參圓

平補五臟虚羸六腑怯弱充肌膚進食

人參　山芋　白朮

白茯苓　石斛　黄芪取頭末

五味子各一兩

右七味為細末煉蜜和圓如梧子大每服三十圓空心食前米飲下久服不熱尤宜少年

雙和散

補血益氣治虚勞少力

黄芪　熟地黄　當歸

川芎各一兩　白芍藥二兩五錢　官桂

甘草各三分

右七味為粗末每服四錢水一盞半生薑三片肥棗一枚煎至八分去滓熱服予製此方止是建中四物二方而已每傷寒瘧疾中暑大病之後虛勞氣乏者以此調治皆驗不熱不冷溫而有補

石斛散

治虛勞羸瘦乏力少食倦怠多驚

石斛　白茯苓各四錢　柏子仁
牛膝　遠志　木香
五味子　杏仁　肉蓯蓉
訶子　陳橘皮　柴胡
人參　熟地黄各三錢　甘草二錢
乾薑一錢五分　神麯　麥芽各六錢
右十八味爲細末每服二錢米飲調下食前日二
三服

青鹽圓

治腎虛及足膝無力

茴　香三兩　兎絲子四兩末　乾山藥二兩

青　鹽一兩

右四味先將兎絲子淘洗淨用無灰酒浸七日取出曝乾冬天近火煨之曝乾另爲末餘藥磨細末和匀酒糊圓如梧子大每服三五十圓空心鹽湯下予頃常服數年壯力進食有一婦人足𨇤曳因令服此藥久之履地行步如故

二神丸方本事

治腰痛腎虛全不進食

破故紙炒四兩　肉豆蔻生用二兩

右二味爲末用大棗四十枚生薑四兩同煮糜爛去棗皮核及薑將棗肉研膏入藥末和擣爲丸如梧子大每服六七十丸空心淡鹽湯下

四神丸

治脾腎兩虛子後作瀉不思食不化食腎水受時於子土弱不能制水故五更作瀉

破故紙酒浸炒四兩　吳茱萸鹽水炒一兩　肉豆蔻麪裹煨二兩

五味子三兩炒

右四味為末用大棗四十九枚生薑四兩同煮爛去皮核及薑以棗肉搗膏和藥末為丸如桐子大每服二錢空心淡鹽湯下

七製故紙丸

治命門火衰下元虛損耳聾眼花腰痛腿軟腎寒精流陽痿不舉小便頻數筋骨疼痛肚腹畏寒脾胃虛弱飲食難消夜多盜汗精神疲倦多臥等症功能補火壯陽固精種子保真元除百病功效不

能盡述

破故紙十觔

第一次用米泔水泡一夜曬七日

第二次用黄柏二觔煎濃汁泡一夜曬七日

第三次用杜仲二觔煎濃汁泡一夜曬七日

第四次用青鹽一觔煎濃汁泡一夜曬七日

第五次用魚鰾三觔煎濃汁泡一夜曬七日

第六次用胡桃肉六觔煎濃汁泡一夜曬七日

第七次用黑棗三觔糯米三觔共煮粥將故紙磨

細末和搗為丸如桐子大每服一錢空心淡鹽湯下服至一月後加三分加至二錢為止忌食羊血油菜菜油

八仙丹

治虛損補精髓壯筋骨益心智安魂魄令人悅澤駐顏輕身延年益壽閉固天癸

伏火硃砂　眞磁石　赤石脂

代赭石　石中黄　禹餘糧五味火煅醋淬

乳香　沒藥各一兩

右七味為細末勻研極細糯米濃飲圓如梧子大每服一圓空心鹽湯下有人年幾七旬夢遺羸弱氣惙惙然虛損得此方服之頓爾强壯精氣閉固飲食如舊

虎骨酒

去風補血益氣壯筋骨强脚力

虎脛骨真者　萆薢　仙靈脾

薏苡仁　牛膝　熟地黄各二兩

右六味細剉絹袋盛浸酒二斗七日後可飲婦女

去牛膝

附子都氣丸

治陽虛畏寒小便頻數下焦不達喘咳痰多等症

熟地黄八兩　雲茯苓　粉丹皮

建澤瀉　五味子各三兩　懷山藥

山萸肉各四兩　淡附子一兩

右八味為細末煉蜜為丸如梧子大每服三錢空

心淡鹽湯下

贊化血餘丹

此丹大補氣血烏髮黑鬚壯形體具培元贊育之功妙難盡述

杜血餘　熟地黄　枸杞子
潞黨參　兔絲子　鹿角膠
巴戟肉　雲茯苓　製首烏
淡蓯蓉　當歸身　核桃肉
厚杜仲　小茴香各四兩

右十四味為末煉蜜為丸如梧子大每服五十丸空心淡鹽湯下

左慈丸

治水虧陽旺虛火上升耳鳴目昏等症

熟地黃八兩　萸肉　懷山藥各四兩

丹皮　澤瀉　茯苓

石菖蒲各三兩　磁石煅二兩

右八味為末煉蜜為丸如梧子大每服五錢開水

送下

草靈丹

主添精髓烏鬚髮固齒牙强筋骨壯氣血延年益

壽服至一月乃見其效欲試其功將藥拌飯以飼白犬一月變成黑犬老人服至十日便不夜起服後陽道易興不可因此多慾而反自戕其生慎之

真川椒（去子炒） 茅朮（酒浸焙乾各四兩） 茴香（鹽水炒）

茯苓（炒各二兩） 川烏 甘草（炙各一兩）

熟地（酒浸） 山藥（各三兩）

右八味研末煉蜜為丸如桐子大每服三四十丸空心温酒下以乾食物壓之忌食黑羊肉鴿子桃李

九龍丹

治斲喪太過敗精失道滑泄不禁

枸杞子　金櫻子去皮刺核　蓮鬚

蓮肉去心　芡實　山茱萸肉

當歸身　熟地黃　白茯苓各三兩

右九味為末酒糊丸如梧子大每服百丸或酒或

鹽湯下

紫金丹扁鵲神方

此丹補脾腎虛損活血壯筋骨治下元虛憊婦人

子宮寒冷月信不調臍腹連腰疼痛面黄肌瘦泄
瀉精滑一切虚損等症

代赭石 煅紅醋淬七次　赤石脂 同上製　禹餘糧 同上製

右三味各五兩共研細末入陽城罐內鹽泥封固
一寸厚陰乾烈火煅三炷香冷定再研細醋糊為
丸如芡實大每服十丸温酒下

全真丹 扁鵲神方

此丹補脾腎虚損和胃壯下元進飲食行溼治心
腹刺痛胸滿氣逆脇下痛心腹脹痛小便頻數四

肢厥冷時發潮熱吐逆泄瀉暑月生冷不消氣逆
痞悶男女小兒面目浮腫小便赤濇淋瀝一切虛
寒之症
高良薑炒　乾　薑炒各四兩　吳茱萸炒三兩
大附子製　陳　皮　青　皮各二兩
右六味爲末醋糊丸如梧子大每服五十丸小兒
三十丸米飲下體壯實者不可多服
木瓜散
治筋脹拘攣縮急脣青面白爪疼痛

木瓜酒浸七錢五分　虎脛骨醋炙一具　五加皮
當歸　桑寄生如無續斷代之　酸棗仁炒
人參　柏子仁　黄芪蜜酒炒各一兩
甘草炙五錢
右十味杵為散每服四五錢薑五片水煎去滓熱
服

正元散秘旨
治命門火衰不能生土吐利厥冷有時陰火上衝
則頭面赤熱眩暈惡心濁氣逆滿則胸脇刺痛臍

腹脹急

人參三兩用川烏一兩煮汁收入去川烏　白朮二兩用橘皮五錢煮汁收入去橘皮

茯苓二兩用肉桂六錢酒煎收入酒乾去肉桂　甘草一兩五錢用烏藥一兩煎汁收入去烏藥

黃芪一兩五錢用川芎一兩酒煎收入去川芎　薯蕷一兩用乾薑三錢煎汁收入去乾薑

右六味除茯苓文火緩緩焙乾勿炒傷藥性杵為散每服三錢水一盞薑三片紅棗一枚擘煎數沸入鹽一捻和滓調服服後飲熱酒一杯以助藥力

此方出自虞天益製藥秘旨本千金方一十三味却取烏頭薑桂等辛燥之性逐味分製四君芪薯

之中較七珍散但少粟米雖其力稍遜原方一籌然雄烈之味既去其滓無形生化有形允為温補少火之馴劑而無食氣之虞真千金之功臣也

黃芪丸

治劇勞筋脹拘攣疼痛少眠

黃芪　人參　熟地

白茯苓　山萸肉　薏苡仁各一兩

酸棗仁　羌活　當歸身

枸杞子　羚羊角各七錢五分　桂心

防風　遠志肉甘草製各五錢

右十四味為細末煉白蜜丸如梧子大每服五七十丸午饑時溫酒下

補血榮筋丸

治肝虛筋緩不能自收持

肉蓯蓉酒製　菟絲子酒煮搗焙　天麻煨各二兩

牛膝酒煮四兩　鹿茸酒炙一對　熟地黄六兩

木瓜薑汁炒　五味子各一兩

右八味為末煉蜜為丸如梧子大每服七十丸空

心參湯或米湯臨卧温酒送下

七味鴨

治陰虛勞傷咳嗽痰喘神效

生地黄　熟地黄　歸身

茯神　白术各三两 土炒　川貝母二錢

地骨皮四錢

右七味用老鴨一隻去毛原湯洗淨去肚雜不可再見水將前藥加陳甜酒一碗生臘醬油三酒杯同入鴨肚內縫緊用瓦蓋盆盛貯盆內不可放水

蓋好以綿紙將盆蓋縫封固放在鍋內亦不可放水鍋蓋蓋好稻草三觔打成小草結對鍋臍慢慢燒之如鍋大熱少停再燒草完鴨爛可喫能飲再加老酒送服

神仙鴨

治勞傷虛損無病者食之亦能健脾益精功效甚大

烏骨鴨一隻去淨毛破開去腸雜不用水或用白毛鴨亦可　南棗四十九枚去核

白菓四十九粒去殼　建蓮四十九粒去心　人參一錢

陳甜酒三大酒杯　好醬油二酒杯
各放鴨肚內不用放水瓦鉢裝好封緊蒸爛陳酒
送服無人參玉竹四錢九分加薑汁少許亦可

故紙鴨
治腎虛吐血咳嗽氣喘並一切虛不受補者效驗
如神有人腎虛吐血三年百藥不效連食此鴨三
隻斷根

故紙三錢先用黃柏六分煎水泡故紙一夜曬乾或烘亦可再用鹽水炒
胡桃肉三錢　陳甜酒一鍾或陳黃酒亦可　好醬油三杯

老鴨一隻去毛與腸雜洗淨

右將故紙等共裝入鴨肚内以線縫好放瓦鉢内不用放水蓋好加紙封口放鍋内蒸極融爛去藥連湯食之如不見效即用七製故紙丸蒸鴨食必有奇驗

青囊集要卷五目録

紫石英天門冬圓

大黃圓

吉祥圓

秦椒圓

紫石門冬圓

千金種子丹

蓯蓉兔絲子丸

五子衍宗丸

廣嗣丸

大牛角中人散

龍骨散

鹿茸散

白馬毦散

雲母芎藭散

慎火草散

桃仁散

蒲黃散

兔骨散

漏下去赤方

桂心酒

虎杖膏

牛膝酒

蠶砂酒

青囊集要卷五

南海普陀山僧心禪輯
傳徒僧大智
大延仝校
門人王學聖

婦科方一

種子方

七子散千金

治丈夫風虛目暗精氣衰少無子補不足方

五味子　鍾乳粉　牡荊子
兔絲子　車前子　菥蓂子
釵石斛　乾地黄　薯蕷
杜仲　鹿茸　遠志各八銖
附子　蛇床子　川芎各六銖
天雄　山茱萸　人參
茯苓　黄芪　牛膝各五銖
桂心十銖　蓯蓉十一銖　巴戟十二銖
右二十四味治下篩酒服方寸匕日二不知增至

二匕以知為度禁藥如法不能酒者蜜和圓服亦得一方加覆盆子八銖

慶雲散千金

治丈夫陽氣不足不能施化施化無成方

覆盆子　五味子各一升　兔絲子二升
天雄一兩　石斛　白朮各三兩
桑寄生四兩　天冬　紫石英各二兩

右九味治下篩先食酒服方寸匕日三素不耐冷者去寄生加細辛四兩陽氣不少而無子者去石

斛加檳榔十五枚良

慶雲者慶雲龍之徵兆也主温榮血暖精氣補下元治腰痛而利腰臍間血培脾土以發育萬物扶陽益陰施化之功盡矣

承澤圓千金

治婦人下焦三十六疾不孕絶産方

梅核仁　辛　荑各一升　葛上亭長七枚

溲疏三兩　藁本一兩　澤蘭子五合

右六味為末蜜丸如大豆先食服二丸日三不知

稍加之若腹中無堅癖積聚者去亭長加通草一
兩惡甘者和藥先以苦酒搜散乃內少蜜和為丸
承澤者承雨露之沾私也專主破子藏之積血子
藏屬衝脉繫附厥陰而主風木故取酸平以泄厥
陰之風熱合用破血之亭長更用澤蘭子統理婦
人三十六病一舉而內外風氣悉除胞戶積血盡
掃若腹無堅積則去亭長之峻攻而易通草其虛
實權變輕重天淵丸用苦酒正恐亭長性厲服後
令人大煩勝於麥飯解之之法也

白薇圓千金

主令婦人有子方

白薇 細辛 防風

人參 秦椒 白斂

桂心 牛膝 秦艽

蕪荑 沙參 芍藥

五味子 殭蠶 牡丹

蠐螬各一兩 乾漆 柏子仁

乾薑 卷柏 附子

川芎各三十銖　桃仁　紫石英各一兩五錢
鍾乳　乾地黄　白石英各二兩
鼠婦半兩　水蛭　䗪蟲各十五枚
吳茱萸十八銖　麻布叩幞頭燒一尺
右三十二味爲末蜜和丸如梧子大酒服十五丸
日再稍加至三十丸當有所去少覺有異即停服
又白薇圓千金
治婦人久無子或斷緒上熱下冷百病皆治
白薇　乾地黄　乾薑

車前子　蜀椒各十八銖　紫石英
藁本　石膏　菴藺子
卷柏各三十銖　澤蘭　赤石脂
龍骨　遠志　麥冬
太乙餘糧　茯苓各二兩　當歸
蛇床子　川芎各一兩　白芷
覆盆子　人參　桃仁各一兩五錢
桂心　蒲黃各二兩五錢　細辛三兩
橘皮五錢

右二十八味爲末蜜和丸如梧子大酒服十五丸日再漸加至四十丸或五十丸以知爲度忌猪雞生冷酢滑魚蒜驢馬牛肉等覺有娠即停三月正擇食時可食牛肝及心至四月五月不須但不可故殺令子短壽遇得者大良

此二方前方主血結胞門子户不淨不能成孕故用峻攻積血大温子臟散風除痰之藥而又用幘頭灰者取繼續宗祧之義也此方治上熱下冷子宫虚寒不能攝精故用藥與前方不同

金城太守白薇圓 千金

治月水不利閉塞絶產十八年服此藥二十八日有子

白薇　細辛各三十銖　人參

杜蘅　牡蒙　川樸

半夏　殭蠶　當歸

紫菀各十八銖　牛膝　沙參

乾薑　秦艽各五錢　蜀椒

附子　防風各一兩五錢

右十七味為末蜜和丸如梧子大先食服三丸不知可服四丸五丸此藥不可常服覺有娠即止用之大驗崔氏有桔梗丹參各十八銖

此方較前二方平和而此方主温血氣和衝任袪血室之風滌子戶之瘀散胸中寒熱之結氣并上二方為鼎峙三法隨人禀氣病氣而為取裁破血無如首方固脱莫若次法搜滌脂膩又以此方為最所以服之匝月便能有子

柏子仁圓千金

治婦人五勞七傷羸冷瘦削面無顏色飲食減少貌失光澤及產後斷緒無子能久服令人補益肥白方

柏子仁　黃芪　乾薑

白石英　鍾乳　紫石英各二兩

蜀椒一兩五錢　杜仲　當歸

川芎　甘草各四十二銖　厚樸

桂心　桔梗　赤石脂

蓯蓉　五味子　白朮

細辛　獨活　人參

石斛　白芷　白芍各一兩

澤蘭二兩六銖　藁本　蕪荑各十八銖

乾地黃　烏頭一方作牛膝　防風各三十銖

右三十味為末蜜和丸如梧子大酒服二十丸不知加至三十丸千金翼無烏頭有龍骨防葵茯苓秦艽各半兩并治產後半身枯悴

此杜風固經温臟之主方也

紫石英天門冬圓千金

治風冷在子宮有子常墮落或始為婦便患心痛

仍成心疾月水都未曾來服之肥充令人有子方

紫石英　天門冬　禹餘糧各三兩

蕪荑　烏頭　蓯蓉

桂心　甘草　五味子

柏子仁　石斛　人參

澤蘭　遠志　杜仲各二兩

蜀椒　卷柏　桑寄生

石南　雲母　當歸

烏賊骨各一兩

右二十二味為末蜜丸如梧子大酒服二十丸日二加至四十丸
此方主風寒襲入胞門而墮胎故以温子臓之沉寒而又合用卷柏烏賊骨以清血室之瘀熱則諸温補各司其職而臓腑安和衝任無滞心腹之疾亦自愈矣

大黄圓千金

治帶下百病無子服藥十日下血二十日下長蟲及青黄汁三十日病除五十日肥白方

大黄碎如米豆熬令黑　柴胡　樸硝煅
乾薑各一升　川芎五兩　蜀椒二兩
茯苓如雞子大一枚
右七味為末蜜和丸如桐子大先食服七丸米飲
下加至十丸以知為度五月微下
此方散積血溫子臟升發生氣故能治帶下百病
吉祥圓千金
治女人積年不孕方
天麻　柳絮　牡丹

茯苓　乾地黄　桂心各一兩
五味子　桃花　白朮
川芎各二兩　覆盆子一斗　桃仁百枚
菟絲子　楮實子各一升
右十四味為末蜜和丸如豆大空心苦酒下五丸
早晚各一服
此方清痰逐溼養血壯筋補精益氣暖子宮好顏
色飲用苦酒取酸收以歸子臟也

秦椒圓千金

治婦人絕產生來未產盪滌臟腑使玉門受子精

方

秦椒　天雄各十八銖　元參

人參　白斂　鼠婦

白芷　黃芪　桔梗

露蜂房　殭蠶　桃仁

蠐螬　白薇　細辛

蕪荑各一兩　牡蒙　沙參

防風　甘草　牡丹

牛膝　卷柏　五味子
白芍　桂心　大黄
石斛　白朮各三十銖　柏子仁
茯苓　當歸　乾薑各一兩五錢
乾地黄　澤蘭　川芎各一兩十八銖
乾漆　紫石英　白石英
附子各二兩　鍾乳二兩五錢　水蛭七十枚
䗪蟲一百枚　麻布叩幞頭七尺燒
右四十四味為末蜜和丸如梧子大酒服十九日

再稍加至二十丸若有所去如豆汁鼻涕此病出
覺有異即停
此即白薇圓加味其力更雄又加蜂房能治崩中
五色漏下又解鍾乳白朮相反之毒即蘇頌所謂
下乳石毒也
紫石門冬圓千金
治全不產及斷緒方
紫石英　天門冬各三兩　當歸
川芎　紫葳　卷柏

桂心　烏頭　乾地黄
牡蒙　禹餘糧　石斛
辛夷各二兩　人參　桑寄生
續斷　細辛　厚樸
乾薑　食茱萸　牡丹
牛膝各三十銖　柏子仁　薯蕷
烏賊骨　甘草各一兩半
右二十六味為末蜜和丸如梧子大酒服十九日
三漸加至三十丸以腹中熱為度不禁房室夫行

不在勿服禁如藥法此來服者不至盡劑即有娠

此方調氣血溫固下元煖子宮强骨髓除陰中寒熱痛癥瘕血閉絶子散胞門瘀積泄腸中垢濁益心腎補肝血久服令人潤澤色美

千金種子丹

此方服之令人多子并治虛損夢遺白濁

沙苑蒺藜 取淨末四兩水一大碗熬膏候用　蓮鬚 取淨末四兩

覆盆子 去核取淨二兩　山萸肉 取淨三兩　芡實 取淨四兩

龍骨 煅飛淨五錢

右六味用伏蜜一觔煉以紙粘去浮沫滴水成珠者止用四兩將前五味藥末先以蒺藜膏和作一塊再入煉蜜搗千杵爲丸如豌豆大每服三十丸空心淡鹽湯送下忌房室二十日此藥久服延年益壽令人多子

蓯蓉兔絲子丸

此方不寒不熱助陰生子

肉蓯蓉一兩三錢　覆盆子　蛇床子

川芎　當歸　兔絲子各一兩二錢

白芍一兩　牡蠣鹽泥固煅　烏鰂魚骨各八錢

五味子　防風各六錢　艾葉三錢

條芩五錢

右十三味共為末煉蜜丸如梧子大每服三四十丸鹽湯下早晚皆可服

徐洄溪云此乃婦人温經之主方也

五子衍宗丸

治男子精虚無子陽痿不舉

兔絲子酒蒸八兩　枸杞子　覆盆子各四兩

五味子一兩　車前子三兩

右五味為末蜜丸如梧子大每服三錢空心米湯送下

凡物之多子者久服亦能令人有子而况兎絲車前之多脂液尤能益精而補腎又得覆盆枸杞濡潤以助之而尤妙在五味之收濇與車前之通利並用大具天然開闔之妙

廣嗣丸

治婦人情竇不開不能受孕將此丸納子戶內一

周時而後陰陽交合即能有子

沉　香　丁　香　吳茱萸

官　桂　白　芨各一錢　蛇床子

木鼈子　杏　仁　砂　仁

細　辛各二錢

右十味為末煉蜜為丸如菉豆大

延齡廣嗣丸

治男子下元虛損久無子嗣陽痿不舉或舉而不

固腎寒精冷遺溺不禁腰腿痠痛皆先天禀受不

足少年斲喪過度所致也此丸培元固本益髓添精興陽種子益壽延年真有長春廣嗣之力蠡斯衍慶之功

熟地黄十二兩　潞黨參　兔絲子
葫蘆巴各八兩　破故紙　枸杞子
巴戟天　淫羊藿　懷牛膝
淡蓯蓉　厚杜仲　蛇床子各四兩
懷山藥　製附子各六兩　安南桂
大茴香　五味子　製没藥

海馬　　雲茯苓　　蓯肉
川楝子　　鹿角膠　　嫩檀香各二兩
右二十四味共研細末煉白蜜為丸如梧子大每服三四錢淡鹽湯送下

毓麟丸

此丸為男女媾精功在陰陽氣交交則神合合則化形如露珠一滴升於丹鼎之上而為孕朱子所謂秉於有生之初悟真篇所謂生身受氣初者是也種子之方自古迄今而欲宗合此意者亦甚難

得余觀毓麟之藥品填精補髓妙合陰陽却有至理存焉

補骨脂胡桃肉橘紅同炒　楮實子酒炒　五味子各二兩四錢

柏子霜　杜仲粉　淮牛膝

全當歸各三兩一錢　川萆薢酒浸　肥麥冬各四兩

枸杞子八兩　雲茯苓五兩　沙蒺藜六兩

木棉子二十四兩　大熟地十二兩砂仁末一兩酒一觔久煮

線魚膠六兩黃麻皮炒灰拌炒珠

右十五味共為細末加羊腎四件鹽酒拌蒸搗膏

加煉蜜為丸如桐子大每服五錢午後三錢臨卧五錢陳酒送下

育麟珠 景岳

治婦人身體過於羸瘦子宮無血而精不聚不能孕者

鹿角霜　川芎　白芍

天生朮　茯苓　人參

杜仲各二兩　川椒　甘草各一兩

當歸　兎絲子　熟地黄各四兩

右十二味為末煉蜜為丸如梧子大每服三錢空心温酒或米湯下

調經種子丸

凡婦人氣血兩虧經水不調故不能成孕此丸補虛損調經水能成胎孕宋進隆妻三十九歲服此丸連生九子是方之良效也

熟地黄　生地黄　當歸身
川芎　蘄艾　杜仲薑汁炒
白芍酒炒　延胡索醋炒　香附醋炒

丹皮各二兩　桂心　砂仁各五錢

紅花一兩　益母膏四兩　元棗八兩

右十五味為末益母膏與棗肉地黃和搗為丸如梧子大每服一錢溫酒下日三服如得孕毋庸再服

赤脚大仙魚膘種子丸

此方係雲南大理府周姓年老無子遇異人傳授此方服至月餘自覺目明身健髮黑鬚烏連生七子壽至九十有七此方專治身體虛弱老少酒色

過度頭眩耳鳴目花腰膝痠痛四肢無力自汗盜汗下元虛損夢遺精滑或男子精寒腎虛陽痿不舉或不能久堅元陽衰極女人氣血虛衰子宮寒冷赤白帶下崩漏不止經水不調不能受孕服此立效有子者服之亦可却病保元

大當歸酒洗　淫羊藿去枝邊羊油拌炒　白蓮蕊揀淨去灰土

肉蓯蓉酒洗　川杜仲青鹽水拌炒斷絲　兔絲子酒浸一宿煮曬

沙蒺藜以上各八兩分作四開青鹽人乳童便陳酒各拌蒸二兩　肥牛膝去蘆酒洗

破故紙青鹽水拌炒各六兩　雲茯苓人乳拌蒸曬九次　甘枸杞去蒂各四兩

白魚膘一觔牡蠣粉炒成珠　上桂心二兩研　大附子二枚每重一兩四錢去臍切四塊用甘草水浸七日每日一換用麪粉半觔裹煨熟切片焙乾

右十四味按法精製研細末煉蜜為丸如梧子大早晚各服百丸早用淡鹽湯晚用陳黄酒下如體氣熱者去附桂或減半當審體質而斟酌之

補宮丸　扁鵲方

治女人子宮久冷經水不調致小腹連腰痛面黄肌瘦四肢無力食減發熱夜多盗汗赤白帶下久服且能多子

當歸酒炒　熟地黃薑汁炒　肉蓯蓉酒洗
菟絲子洗淨酒煮搗成餅焙　牛膝酒洗各二兩　桂心另研
沉香另研　蓽撥去蒂炒　吴茱萸
肉果煨各一兩　真血竭　艾葉各五錢
右十二味為末醋糊丸如梧子大每服五十丸温
酒或白湯下

啟宮丸

治婦人經水既調身無他病而不能受孕因身體
過於肥胖脂滿子宮而不納精也

半夏 薑汁製　蒼朮 各四兩　香附 童便浸炒四兩

六神麴 炒　茯苓　陳皮 各二兩鹽水炒

川芎 三兩酒炒

右七味為末蒸餅為丸每服三錢温酒下

新定加味交感丸 陳氏

治婦人不育

兔絲子 一觔製　當歸 童便浸曬炒　茯神 各四兩生研

香附 去毛水浸一晝夜炒老黃色半觔

右四味為末蜜丸如梧子大每服三錢早晚各一

米湯送下

水土調則草木生脾腎和則胎息成兎絲一物而備水土之氣故取以為君當歸能滋子宮之乾燥故取之為使至於香附茯神鐵甕翁名交感丸參贊化育於其間故命其名曰加味交感丸

葆真丸

治房勞太過腎氣虛衰精寒不能生子

杜仲鹽水拌炒三兩　沉香五錢另為末　乾山藥微焙

白茯苓人乳拌蒸曬　熟地黄　山萸肉各三兩

北五味　益智仁鹽水拌炒　遠志甘草湯泡去骨

川楝子酒煮去皮核　巴戟肉酒炒　補骨脂

胡蘆巴與補骨脂同羊腎煮汁盡為度焙乾各一兩　鹿角膠八兩即用鹿角霜拌炒成珠

右十四味以前十三味共為細末入沉香和勻再以肉蓯蓉四兩洗去皮垢切開心有黃膜去之取淨二兩好酒煮爛搗如糊同煉蜜杵勻為丸如桐子大每服五七十丸空心溫酒下以美物壓之精薄者加鰾膠六兩

此方不用桂附壯火助陽純用温養精血之味獨以沉香益智鼓其氤氲又以楝子抑其陽氣引諸陽藥歸宿下元深得廣嗣之旨

固精丸

此養精調經平和之方男女皆可常服

附　子一枚重八錢臍心作竅如皂角子大入硃砂三錢溼紙包煨用一半

牡　蠣一枚漳泉二府所出者童便塗遍厚紙裹米醋浸透鹽泥固濟候乾以炭三觔煨之

桂　心　龍　齒　當　歸

烏　藥　益　智　杜　仲酒炒斷絲

石菖蒲 山茱萸 牛膝酒浸
秦艽 細辛 桔梗
半夏薑湯泡七次 防風 川椒去子并閉口者
茯神 白芍各三錢 遼參一兩
乾薑一兩五錢生半炒
右二十一味為末糯米糊丸如梧子大以附子肉硃砂為衣每服三十丸加至七十丸空心醋湯或淡鹽湯下

十補丸

治氣血兩虛先天之水火俱衰少年而有老態者

鹿茸　澤瀉　附子

桂心　人參　薯蕷

茯神　山茱萸　當歸

白朮各等分

右十味爲末蜜丸如梧子大每服三錢空心米湯送下

此方與十全大補同意但彼從氣血流行處著眼乃後天有形之用也此從水火之根本處著眼是

先天無形之體也二方之分別在此

煉真丸

治高年體豐痰盛飽飫肥甘恣情房室上盛下虛及髓臟中多著酒溼精氣不純不能生子者服之立效

大腹子七兩童便浸切　茅蒼朮去皮泔浸麻油炒　人參

茯苓各三兩　鹿茸大者一對酥炙　大茴香去子一兩

淫羊藿去刺羊脂拌炒　澤瀉　蛇床子酒炒

白蓮鬚酒洗　沉香另末勿見火　五味子各一兩

金鈴子酒煮去皮核三兩厚黄蘗三兩童便乳汁鹽水各製一兩

鳳眼草一兩即樗樹葉中有子一粒形如鳳眼故名如無樗根皮代之

右十五味為末用乾山藥末調糊代蜜為丸空心鹽湯送下三四錢臨卧温酒再服二錢

煉真者煆煉精氣使之純粹也故方中專以大腹佐黄蘗茅朮滌除身中素蘊溼熱則香茸茴香不致反助濁溼痰氣何慮年高艱嗣哉

抑氣散

治婦人氣盛於血所以無子尋常頭目眩暈膈滿

體疼怔忡皆可服

香附（醋炒二兩） 陳皮（焙二兩） 茯神

甘草（炙各一兩）

右四味共為末每服二三錢不拘時白湯調下

種玉酒

治婦女經水不調氣血乖和不能受孕或生過一胎停隔多年服此藥酒百日即能懷孕如氣血不足經滯痰凝者服至半年無不見效

全當歸（五兩咀片能行血養血） 遠志肉（五兩製能散血中之滯行氣消痰）

右二味用稀夏布袋盛之以甜三白酒十觔入藥袋浸七日為度每日隨量飲之慎勿間斷服完照方再製再於每月經期加青殼鴨蛋以鍼刺七孔用蘄艾五分水半碗煎將蛋一枚安放艾水碗内飯鍋上蒸熟食之

種子兜肚方

此方能調經種子並治赤白帶下腰腿痠痛子宮寒冷男子肚腹畏寒遺精白濁疝氣偏墜一切下部虛冷等症

大茴香炒　小茴香炒　丁香
五味子各一兩　升麻　木香
甘草　甘遂各四錢　沉香一錢
附子大者一枚重二兩切片燒酒煮過曬乾
右十味共為細末用蘄艾葉四兩搓熟曬極乾將前藥放在艾中間用線密縫兜肚置丹田上外用手帕包固晝夜縛定不可換動到二月後方可去之或加麝香二三分更妙

婦科方二

調經方并附帶下崩漏

四烏鰂骨一藘茹丸素問

治氣竭肝傷脫血血枯婦人血枯經閉丈夫陰痿精傷

烏鰂骨四兩　藘茹一兩本草作茹藘即茜根

丸以雀卵大如小豆以五丸為後飯飲以鮑魚汁利腸中及傷肝也

按内經之方不多見僅僅數方世都棄置不講況

甲乙太素誤作蔄茹致王太僕亦作蔄茹性味訓解所以目睹其方究竟不識為何物爾嘗考本草二味並皆走血故内經以之治氣竭傷肝血枯經閉等證丸以雀卵飲以鮑魚汁者取異類有情以暖腎調肝則虛中留結之乾血漸化黃水而下矣後飯者先藥後飯使藥力下行也惟金水二臟陰虛陽擾喘嗽失血強中滑精者禁用以其專主溫散而無涵養真陰之澤也

或問烏鰂骨藘茹俱蒐血之品如何可治血枯經

閉之疾答曰夫血枯經閉非純虛而經絶不行也良由氣竭肝傷乾血内結以故營血不能内藏如胸脇支滿目眩血結肝部也聞腥臊妨於食血結胃脘也出清涕胃氣衰而濁逆清道也凡崩淋胞痺諸證若沃以湯上為清涕皆陽衰不能灌注精微敗殘之液悉化為涕得陽氣蒸而上走空竅也是知血枯經閉必以清理乾血用大黄䗪蟲丸由此而推胞痺精傷亦必清理敗濁為首務蓋大黄䗪蟲丸一派破瘀之味較烏鰂藘茹丸之蒐血竣

猛百倍耳

又問雀卵以時而生急需未可必得奈何答曰大匠在手繩墨不拘物料皆可成器雀卵功專煖腎如無雀肉煮搗可代雞卵及肝亦可代雞屬巽而肝主血也活法在人可執一哉

烏骨雞丸 秘旨

治婦人鬱結不舒蒸熱咳嗽月事不調或久閉不行或倒經血溢於上或産後褥勞或崩淋不止及帶下赤白白淫諸證兼療男子斲喪太早勞嗽吐

紅成虚損者

烏骨白絲毛雞一隻男雌女雄將雞縊死不出血撏去毛不落水去腸臓　五味子一兩碎

熟地黄四兩如血熱加生地黄二兩

右二味入雞腹内用陳酒酒釀童便各一鍾於砂鍋中煑爛

綿黄芪去皮蜜酒拌炙　於朮飯上蒸九次各三兩　白茯苓去皮

當歸身酒洗　白芍藥酒炒各二兩

右五味預為粗末同雞肉擣爛焙乾骨用酥炙共為細末入下項藥

人參三兩虛甚加至六兩　川芎一兩童便浸切曬　牡丹皮二兩酒淨切炒

右三味各為細末和前藥中另用乾山藥末六兩打糊衆手丸成曬乾勿令餿磁罐收貯侵晨人參湯或沸湯送下三錢卧時鷄酒再服二錢大便實者煉白蜜為丸亦可

骨蒸寒熱加九肋鼈甲三兩銀柴胡地骨皮各一兩五錢經閉加肉桂一兩崩漏下血倍熟地加真阿膠二兩倒經血溢加麥門冬二兩鬱結痞悶加童便製香附二兩沉香五錢赤白帶下加真川萆

薢二兩四製香附二兩蘄艾一兩白淫倍用參芪苓朮

按烏骨雞丸諸藥皆平常無奇而調經最驗蓋雞屬巽補肝尤妙在烏骨益腎變巽歸坎甲癸同源兼滋衝任也

孫真人云自古名賢治病多用生命以濟危急雖曰貴人賤畜至於愛命人畜一也如白鳳膏烏骨雞丸等方為虛損門中調經要藥在證治之所必需者不得已而用之以人命至重非蜎飛蠕動之

比苟有他方可以代充取效尤為曲體天地好生之心倘用之無濟徒傷生命以為財利之謀仁人君子諒不為之也

調經止帶丸

婦女十二帶症必有七情內傷氣血乖亂致帶脈失守傷及衝任或經水不調以致崩淋之累或溼熱怫鬱釀成赤白之色每有孕育之難靡不由此此丸耑療十二帶症服之效驗如神

西黨參　淡乾薑各一兩　牡蠣煅

台白朮　赤石脂各四兩　小川芎
椿根皮　懷山藥　全當歸
雲茯苓　杜蘄艾各二兩　緑升麻五錢
山萸肉　厚杜仲　杜阿膠各三兩
地榆炭四兩
右十六味爲末煉蜜爲丸如梧子大每服三錢空心白湯或米飲下
秘製白帶丸
治婦人赤白帶下經水不調四肢無力頭暈眼花

骨蒸内熱飲食少進等症服此丸自見功效

白芍酒炒 椿根皮各四兩 高良薑一兩

茅朮炒四兩 米仁炒八兩 川黄柏八兩

荳腐鍋巴八兩

右七味共為細末水泛為丸每服三錢空心米飲送下

四製香附丸

治婦人經水不調赤白帶下腹寒胞閉陰虛氣滞不能生育等症

香附（一觔，陳酒、鹽水、米醋、童便各浸透，曬乾為末）　當歸身
熟地黃　白芍（炒）　小川芎（各四兩）
白朮　廣陳皮　澤蘭葉（各三兩）
黃柏　甘草（炙，各一兩）
右十味共為細末，酒糊為丸，如梧子大，每服三錢，早晚兩次，白湯或米飲下，忌食牛肉生冷等物。

七製香附丸

治婦人一切經水不調，氣血凝滯，小腹脹痛，赤白帶下等症。

香　附十四兩鹽水陳酒米醋小麯益智萊菔童便煮七次炒乾為末聽用

金香附七兩　杜阿膠蛤粉炒　雲茯苓

酸棗仁　廣陳皮　山萸肉各二兩

延胡索　西砂仁各一兩五錢　天冬肉

小川芎各三兩　蘄艾葉　生地黃薑汁炒

熟地黃薑汁炒　當歸身　益母草

白　芍炒各四兩　西黨參　粉甘草各一兩

淡黃芩二兩五錢　白　朮二兩

右二十一味共為細末酒糊為丸如梧子大每服

三錢温酒或白湯下

九製香附丸

治婦人經水不調赤白帶下氣血凝滯小腹疼脹或氣塊血塊肋脇脹滿胸膈阻塞常欲嘔吐及胎前產後諸症此丸安胎種子補血調經扶元氣健脾胃進飲食止嘔吐消脹滿除骨蒸開鬱結利胸膈止咳嗽化痰涎

香附十四兩（鹽水 陳酒 米醋 薑汁 礬水 小麴 萊菔 童便）

共八味浸透春夏浸三日秋四日冬七日炒乾為

末另用蘄艾四兩無灰酒煮乾為末煉蜜為丸如梧子大每服三四錢空心開水送下冬月用煖酒送下

葱白丸

專治婦人受寒氣欝腹痛經閉等症

西黨參　全當歸　白芍各二兩

枳殼　六神麯　生麥芽

川楝子　小川芎　小青皮各一兩五錢

明天麻　熟地黃　淡乾薑

雲茯苓　大茴香各一兩　川厚樸一兩五錢
廣木香五錢　蓬莪朮一兩
右十七味共為細末葱汁泛丸如梧子大每服三
錢開水送下

白堊圓千金

統治婦人三十六疾曰十二癥九痛七害五傷三
痼不通是也十二癥者所下之物一曰狀如膏二
曰如黑血三曰如紫汁四曰如赤肉五曰如膿痂
六曰如豆汁七曰如葵羹八曰如凝血九曰如清

血血似水十曰如米泔十一曰如月浣乍前乍却
十二曰經度不應期也九痛者一曰陰中痛傷二
曰陰中淋瀝痛三曰小便即痛四曰寒冷痛五曰
經來即腹痛六曰氣滿痛七曰汁出陰中如有蟲
嚙痛八曰脇下分痛九曰腰胯痛七害者一曰窮
孔痛不利二曰中寒熱痛三曰小腹急堅痛四曰
藏不仁五曰子門不端引背痛六曰月浣乍多乍
少七曰害吐五傷者一曰兩脇支滿痛二曰心痛
引脇三曰氣結不通四曰邪思洩利五曰前後痼

寒三痼者一曰羸瘦不生肌膚二曰絶産乳三曰經水閉塞病有異同具治之方

白堊　龍骨　芍藥各十八銖

黄連　當歸　茯苓

黄芩　瞿麥　白蘞

石葦　甘草　牡蠣

細辛　附子　禹餘糧

白石脂　人參　烏賊骨

藁本　柑皮　大黄各五錢

右二十一味為末蜜丸如梧子大空心飲下十丸日再不知加之二十日知一月百病除若十二瘕倍牡蠣禹餘糧烏賊骨白石脂龍骨若九痛倍黄連白蘞甘草當歸若七害倍細辛藁本柑皮加蜀椒茱萸各一兩若五傷倍大黄石葦瞿麥若三痼倍人參加赤石脂礬石巴戟各半兩合藥時隨病增減之

統治婦人三十六疾究其所主總不出帶下崩漏也所云十二瘕者以子戶傷損所下種種各有徵

驗雖非癥瘕若癥結不散久而具形漸成痼疾矣
子户傷損血氣狼戾未有不爲諸病者痛久不已
未有不害及經府者所以一方能治諸疾不離崩
帶所謂治病必求其本也至於用藥之理參之方
下加減其義自明而製方之妙不特補瀉相需寒
熱互用深得長沙之旨而彙取兜濇之品以安傷
殘之餘庶幾痛止害平氣血漸復是歸芎苓甘柑
皮之屬雖庸而不廢斯可藉以流布也

大五石澤蘭圓　千金

治婦人風虛寒中腹内雷鳴緩急風頭痛寒熱月經不調繞臍惻惻痛或心腹痞堅害飲食手足冷多夢身體痹痛營衛不和虛弱不能動及産後虛損並宜服之

鍾乳　禹餘糧　紫石英

黃芪　甘草各二兩五錢　石膏

白石英　蜀椒　乾薑各一兩

澤蘭二兩六銖　當歸　桂心

芎藭　厚樸　柏子仁

乾地黄　細辛　茯苓
五味子　龍骨各一兩五錢　石斛
遠志　人參　川斷
白朮　防風　烏頭各三十銖
山茱萸　紫菀各一兩　白芷
藁本　蕪荑各十八銖
右三十二味爲末蜜丸梧子大酒服二十九加至
三十丸千金翼有陽起石二兩
小五石澤蘭圓千金

治婦人勞冷虛損飲食減少面無光色腹中冷痛經候不調吸吸少氣無力補益溫中方

鍾乳　紫石英　礬石各一兩五錢

白石英　赤石脂　當歸

甘草各四十二銖　石膏　陽起石

乾薑各二兩　澤蘭二兩六銖　蓯蓉

龍骨　桂心各二兩五錢　白朮

白芍　厚樸　人參

蜀椒　山茱萸各三十銖　柏子仁

藁本各一兩　蕪荑十八銖

右二十三味為末蜜丸如梧子大酒服二十丸加至三十丸日三服

此二方前方專主風虛寒中以寒積子臟繞臍惻痛非諸辛燥石藥不能溫之風入胞門而腹內雷鳴非諸風藥不能透之與柏子仁圓大端不殊此方以全無風症故去烏頭細辛防風芎芷等藥但加陽起石礬石石脂等專行固脫扶陽所加之味尤為必需又上三方皆鍾乳與朮並用專取相反

激其成功拘於繩墨者不可與言至巧也

大平胃澤蘭圓 千金

治男子婦人五勞七傷諸不足定志意除煩滿手足虛冷羸瘦及月水往來不調體不能動

澤蘭　細辛　黃芪

鍾乳 各三兩　柏子仁　乾地黃 各二兩五錢

大黃　前胡　遠志

紫石英 各二兩　芎藭　白朮

蜀椒 各一兩五錢　白芷　丹參

枳實（一作梔子）　芍藥　桔梗
秦艽　沙參　桂心
厚樸　石斛　苦參
人參　麥冬　乾薑（各一兩）
附子（一枚）　吳茱萸　麥蘗（各五合）
陳麴（一升）　棗（五十枚）

右三十二味為末蜜丸如梧子大酒服二十丸加至三十丸令人肥健（一本無乾薑有當歸三兩）

此方以大平胃立名則知專平胃中之陳氣也而

方中一派峻補之藥與柏子仁大小五石三石等方大都髣髴惟麴蘗枳樸大黃為承氣之正治其間補瀉雜陳寒熱互用良難體會其旨三復推求始知其為金匱薯蕷丸之變法其配製之妙參芪得桂附則補而不壅桂附得地芍則溫而不烈麴蘖大黃與參朮桂附同用則泄而不利允為補中寓瀉之良法不特為薯蕷丸之變方而且又為大黃䗪蟲丸之變法觀方下主治恰與大黃䗪蟲丸相類彼以內有乾血故用虻蟲乾漆等為專藥此

以胃有陳氣故以麴糵大黄在所必需又況人參助朮石英輔乳較柏子仁圓等方之反激愈甚立法愈奇何怪當今醫師不能望其項背乎

牡丹圓千金

治婦人女子諸病後月經閉絶不通及從小來不通并新産後瘀血不消服諸湯利血後餘疢未平宜服之取平復方

牡丹三兩　芍藥　元參

桃仁　當歸　桂心各二兩

䗪蟲　水蛭各五十枚　蠐螬二枚

瞿麥　芎藭　海藻各一兩

右十二味為末蜜丸如梧子大酒服十五丸加至二十丸血盛者作散服方寸匕腹中雷轉如沸血自化成水去如小便赤少除桂心用地膚子一兩

按此利水攻瘀之方非實閉症不可輕用

當歸圓千金

治女人臍下癥結刺痛如蟲所嚙及如錐刀所刺或赤白帶下十二疾腰背疼痛月水或前或後

當歸　葶藶　附子
吴茱萸　大黄各二兩　黄芩
桂心　乾薑　牡丹
芎藭各三兩　細辛　秦椒
柴胡　厚樸各一兩六銖　牡蒙一方無
甘草各一兩　䗪蟲　水蛭各五十枚
右十八味爲末蜜丸如梧子大空心酒服十五丸
日二有胎勿服之
又當歸圓千金

治腰腹痛月水不通利方

當歸　芎藭各四兩　䗪蟲

烏頭　丹參　乾漆各一兩

人參　牡蠣　土瓜根

水蛭各二兩　桃仁五十枚

右十一味為末蜜丸如梧子大酒下三丸日三服

此二方雖皆主血結而有癥期閉絕之不同前方專主癥結故用辛熱破結即兼攻下以為病之出路并治赤白帶下而設以帶下多緣風木也此方

則主閉絶不通故借用乾漆桃仁䗪蟲水蛭苦鹹
逐血即兼人參烏頭戮力破除其用人參大黄各
立意見不得草草放過

赤石脂圓 千金

治女人腹中十二疾一曰經水不時二曰經來如
清水三曰經水不通四曰不周時五曰生不乳六
曰絶無子七曰陰陽減少八曰腹苦痛如刺九曰
陰中冷十曰子門相引痛十一曰經來凍如葵汁
狀十二曰腰急痛凡此十二病得之時因與夫婦

卧起月經不去或卧濕冷地及以冷水洗浴當時
取快而後生百病或瘡痍未瘥便合陰陽及起早
作勞衣單席薄寒從下入方

赤石脂　半夏各一兩半銖　蜀椒
乾薑　吳茱萸　當歸
桂心　丹參　白蘞
防風各一兩　雚蘆五錢

右十一味為末蜜丸如梧子大每日空心酒服十
丸日三不知稍加以知為度

婦人經癸不調總以溫理氣血為主或因形寒飲冷而阻絶不行或因房勞太過而脱亡無度詳推治例必於固脱之中兼以溫散乾血庶兩得之所以此方合用辛溫散結使石脂無兜濇結痛之虞又非歸丹不能使血歸經非斂防不能杜風祛熱更須半夏以清中焦營氣之原雚蘆以治癥瘕之積所謂本標兼該之治也

白石脂圓 千金

治婦人三十六疾胞中痛漏下赤白方

白石脂　烏賊骨各十八銖　乾地黄
赤石脂　桂心　乾薑
龍骨　細辛　石葦
白蘞　附子　芍藥
黄連　蜀椒　當歸
黄芩　芎藭　鍾乳
白芷　甘草各五錢　牡蠣
禹餘糧各十八銖
右二十二味為末蜜丸如梧子大每日空心酒下

十五丸日再一方有黄柏半兩

按此方取白以固氣必兼赤以固血其餘糧等味與白堊圓相彷彼用歸芎此用芎地猶去藁本而加白芷之義也

大䗪蟲圓千金

治月經不通五七年或腫滿氣逆腹脹瘕痛宜服此數有神驗方

䗪蟲四百枚　蠐螬　乾地黄

牡丹　乾漆　芍藥

牛膝　土爪根　桂心各四兩

吴茱萸　桃仁　黄芩

牡蒙各三兩　茯苓　海藻各五兩

水蛭三百枚　芒硝一兩　人參一兩五錢

葶藶五合

右十九味為末蜜丸如梧子大空心酒下七丸不

知加之日三服

癥結年久月閉不通非師金匱之法無以措手方

中藥味大黄䗪蟲丸中藥也專主破瘀積而化血

又合用參苓桂心等以扶正氣而行藥力

禹餘糧圓千金

治崩中赤白不絶困篤方

禹餘糧五兩　白馬蹄十兩　龍骨三兩

鹿茸二兩　烏賊骨一兩

右五味為末蜜丸如梧子大酒服二十丸日再以

知為度

按千金治崩漏多用血肉之品此用之藥皆止中

寓散之意惟餘糧則專於固脱久崩困篤者宜之

若瘀血固結少腹堅滿者則又未可輕試也
增損禹餘糧圓千金
治女人勞損因成崩中狀如月經來去多不可禁止積日不斷五臟空虛失色黃瘦崩竭暫止少日復發不耐動搖小勞輒劇治法且宜與湯未宜與此丸也發時服湯減退即與此丸若是疾久可以長與此方
禹餘糧　龍骨　人參
桂心　紫石英　烏頭

桑寄生　杜仲　五味子
遠志各二兩　澤瀉　當歸
石斛　蓯蓉　乾薑各三兩
蜀椒　牡蠣　甘草各一兩
右十八味為末蜜丸如梧子大空心酒下十丸漸
加至二十丸日三服
勞損成崩而用温補固脱宜矣若小勞復發之時
恐有瘀結未去又須先與湯液盪平血氣然後用
此丸以振固脱温經和營之功洵為久病長服之

神丹也

白馬蹄圓千金

治女人下焦寒冷成帶下赤白浣方

白馬蹄　鼈甲　附子

鼉甲　蜀椒各一兩　鯉魚甲

甘草　杜仲　磁石

當歸　續斷　萆薢

禹餘糧　桑耳　芎藭各二兩

右十五味為末蜜丸如梧子大酒服十丸加至三

十九日三服一方無鼈甲

赤白帶下積久不愈必有瘀結留着於内非辛温無以療之然血氣久傷草根木實不足以固其脱故取異類有情之物方得同氣相感之力馬蹄鼈鼉鯉魚甲皆厥陰衝任之嚮導以共襄填塞罅漏之功合以固脱温散諸味萆薢桑耳一取入肝搜風一主漏下赤白有散斂相需之妙不但主漏下并可以治寒熱積聚積聚去則不難成孕矣

牡蠣圓　千金

治經閉不通不欲飲食方

牡蠣四兩　大黄一觔　柴胡五兩

乾薑三兩　芎藭　茯苓各二兩五錢

蜀椒十兩　葶藶　芒硝

杏仁各五合　水蛭　䖟蟲各五錢

桃仁七十枚

右十三味為末蜜丸如梧子大飲服七丸日三

按此方破結氣利水治經閉不通血化為水上逆

吐逆寒熱與金匱牡蠣澤瀉散異派同源

赤白帶丸
治婦人及女子赤白帶下
禹餘糧　當歸　芎藭各一兩五錢
赤石脂　白石脂　阿膠
龍骨　石葦一兩六銖　烏賊骨
黄栢　白蘞　黄芩一作黄連
續斷　桑耳　牡蠣各一兩
右十五味爲末蜜丸如梧子大空心飲下十五丸日再加至三十丸爲度

帶下而至赤白交併明係患久虛脫故用鎮固而兼捜逐以治其本滋血而兼清熱以治其標標本兼得之妙用惟千金得之

抑陰地黃圓千金

治婦人月經不調每行數日不止兼有白帶漸漸食少味累年無子

乾熟地黃一兩一分　山茱萸　白蕪荑

乾薑炒　白芍藥剉微炒　代赭石醋淬各一兩

厚樸　白殭蠶炒各一兩

右八味為細末煉蜜圓如桐子大每服四五十圓
空心温酒下日三服
返魂丹
治月經不調赤白帶下胎前産後一切諸病
五月五日六月六日或小暑日益母草花正開時連根採取陰
乾用花葉及子石臼搗末煉蜜為丸如彈子大每服
一丸湯引列後
一胎動腹痛下血不止當歸身湯下
一横生逆産胎衣不下炒鹽湯下

一產後血暈口渴狂言產後中風失音口噤及血結奔痛時發寒熱面赤心煩或鼻衄舌黑口乾並童便和酒下

一產後二便不通煩燥口苦薄荷湯下

一產後喘嗽惡心吐酸脇痛無力酒下

一產後瀉血棗湯下

一產後帶下膠艾湯下

一產後痢疾米飲湯下

一產後崩漏糯米湯下

凡產後以童便化下一丸能安魂魄調經絡破血痛經不調者服之則調久無子者服之則孕

四物丸

專治婦人血虚營弱經帶等症

熟地黄八兩　川芎二兩　全當歸四兩

白芍三兩

右四味共為細末煉蜜為丸如梧子大每服三錢空心白湯下

四紅丸

治崩漏下血不止血海常淋面黄體弱飲食不思
骨節疼痛凡諸血症無不神效

阿膠　麻黄　全當歸

生槐米各等分

右四味共為細末煉蜜為丸如梧子大每服三錢
空心白湯下

子芩丸

治風熱入犯肝經崩漏下血色稠紫者

條黄芩酒炒

研末酒和為丸如梧子大空腹烏梅湯下三錢

小牛角鰓散千金

治帶下五賁一曰熱病下血二曰寒熱下血三曰經脈未斷為房事則血漏四曰經來舉重傷任脈下血五曰産後藏開經利五賁之病外實内虛方

牛角鰓一枚燒令赤　鹿茸　禹餘糧

當歸　乾薑　續斷各二兩

阿膠三兩　烏賊骨　龍骨各一兩

赤小豆二升

右十味治下篩空心酒服方寸匕日三千金翼無鹿茸烏賊骨

此方專主五賁下血用牛角鰓以治帶下血崩鹿茸以治漏下惡血一止一散先為五賁之專藥餘糧治帶下赤白血閉癥瘕能行能止臣佐上二味之功益力更以龍骨輔角鰓烏賊輔鹿茸皆寓止散之機阿膠專主內崩乾薑專主溫中小豆以清小腸歸斷專入衝帶奇脈為崩帶之緊關也

大牛角中人散千金

治積冷崩中去血不止腰背痛四肢沉重虚極方

牛角仁燒一枚　續斷　乾地黄

桑耳　白朮　赤石脂

礬石　乾薑　附子

龍骨　當歸各三兩　人參一兩

蒲黄　防風　禹餘糧各二兩

右十五味治下篩食前温酒服方寸匕日三不知

稍加

按此即前小牛角䚡散之變方而兼用温經固脱

祛子臟中風以其積冷虛極非峻用温補固濇必

難取效耳

龍骨散千金

治漏下十二病絶產一曰白帶二曰赤帶三曰經

水不利四曰陰胎五曰子藏堅六曰藏癖七曰陰

陽患痛八曰内强九曰腹寒十曰藏閉十一曰五

藏酸痛十二曰夢與鬼交俱宜服之漏下一本作腹下

龍骨三兩　黄蘗　半夏

竈中黄土　桂心　乾薑各二兩

石葦　滑石各一兩　烏賊骨
代赭各四兩　殭蠶五十枚
右十一味治下篩酒服方寸匕日三白多者加烏賊骨殭蠶各二兩赤多者加代赭五兩小腹滿加黃蘗二兩子藏堅加薑桂各二兩已上各隨病增之服藥三月有子即住藥藥過多生二子當審方取好藥寡婦童女不可妄服
按前方專主內崩此方專清子臟方中龍骨代赭竈中黃土各司癥瘕堅結赤沃漏下胎漏下血之

任薑桂半夏各司通經散結温中滌穢下氣運痰之任葶藶滑石各司滲熱留著癃閉不通陰傷蝕瘡之任烏賊殭蠶各司散血行經祛風化痰之任與前牛角鰓散相為犄角服藥三月有子得非宿有徵驗歟

鹿茸散 千金

治婦人漏下不止

鹿茸　阿膠各三兩　烏賊骨

當歸各二兩　蒲黃一兩

右五味治下篩空心酒服方寸匕日三夜再服

本虛標熱而見漏下不止故用阿鹿歸之温補衝任督三脈其力最專但漏下不止必有乾血内着又須烏賊蒲黄以出路也

白馬駐散千金

治帶下方者下白者取白馬駐下赤者取赤馬駐隨色取之

白馬駐二兩　龜甲四兩　鼈甲十八銖

牡蠣一兩十八銖

右四味治下篩空心酒下方寸匕日三服加至一

匕半
髦即鬐也隨赤白色燒灰用之此方與白馬蹄圓
功用相彷

雲母芎藭散 千金

治五崩身瘦欬逆煩滿少氣心下痛面生瘡腰痛不可俛仰陰中腫如有瘡狀毛中癢時痛與子藏相通小便不利常拘急頭眩頸項急痛手足熱氣逆衝急心煩不得卧腹中急痛食不下吞酸噫苦上下腸鳴漏下赤白青黃黑汁大臭如膠污衣狀

皆是内傷所致中寒即下白熱即下赤多飲即下黑多食即下黄多藥即下青或喜或怒心中常恐或憂勞便發動大惡風寒方

雲母　芎藭　代赭

東門邊木（燒各一兩）　殭蠶　烏賊骨

白堊　蝟皮（各六銖）　鼈甲

桂心　伏龍肝　生鯉魚頭（各十八銖）

右十二味治下篩酒服方寸匕日三夜一（一方有龍骨乾葛）

詳方下諸症總是營血受傷火氣遊行隨虛而陷之患五崩身瘦以下見症種種一皆内傷所致中寒則下白以下見症又為飲食藥餌所傷更加喜怒憂勞七情擾動則大惡風寒此元神不能固護於外恐人悞認客邪所以特為拈揭而立方首推雲母以鎮攝虛陽代赭以斂固精血白堊以統領諸氣伏龍肝以溫理脾胃脾胃為身之津梁津梁充實氣血有所統攝矣其蝟皮烏賊鼈甲殭蠶鯉魚頭血肉諸味咸為推陳致新之用獨桂心一味

合川芎為從治虛熱之嚮導東門邊木取巽方之
氣燒灰以散瘀結也

慎火草散千金

治崩中漏下赤白青黑腐臭不可近令人面黑無
顏色皮骨相連月經失度往來無常小腹弦急或
苦絞痛上至心兩脇腫脹食不生肌膚令人偏枯
氣息乏少腰背痛連脇不能久立嗜卧困懶方

慎火草　白石脂　禹餘糧
鼈甲　乾薑　細辛

當歸　芎藭　石斛
芍藥　牡蠣各二兩　黄連
薔薇根皮　乾地黄各四兩　熟艾
桂心各一兩
右十六味治下篩空心酒服方寸匕日三稍加至二匕寒多者加附子蜀椒熱多者加知母黄芩各一兩白多者加乾薑白石脂赤多者加桂心代赭石各二兩
慎火草能祛肝家溼熱合用清火固脱温經和營

軟堅之品薔薇根皮本經主陰蝕不瘳

桃仁散 千金

治月經來繞臍痛上衝心胸往來寒熱如瘧疰狀

桃仁五十枚 䗪蟲二十枚 桂心五寸

茯苓一兩 薏仁 牛膝

代赭各二兩 大黃八兩

右八味治下篩隔宿勿食溫酒服一錢七日三

經來繞臍衝痛明係乾血上逆往來寒熱如瘧乃是血室受病屬少陽也方本金匱下瘀血湯加桂

以破乾血豬以鎮逆氣牛膝苓薏以資諸藥潤下之力也

蒲黃散千金

治漏下不止

蒲黃半升　鹿茸　當歸各二兩

右三味治下篩酒服半錢匕日三不知稍加至方寸匕

按此方與前鹿茸散主治藥味不異畢竟瘀積較前稍甚虛寒較前稍輕故但取前方三味以血不

甚虛故無藉阿膠而鹿茸減料以無烏賊所以加用蒲黄遂以名方意在散血也

兎骨散千金

治暴崩中去血不止方

兎骨炙　牡蠣各等分

右二味治下篩酒服方寸匕日三

兎爲至陰之精骨乃腎氣之合能治産難下胎及産後餘血不下牡蠣專入少陰主女子赤白帶下取其軟堅散結之功也

土瓜根散金匱

治瘀積經水不利或一月再見及陰㿉腫

土瓜根　芍藥　肉桂

䗪蟲等分

右四味為散酒服方寸匕日三服

土瓜根黄瓜根也藥鋪不收往往以栝蔞根代用

但考之本經栝蔞根性味雖同苦寒而無散瘀積

通月閉之功此治雖專惜乎其力緩故以桂䗪

緺之芍藥監之與旋復花湯之用新絳不殊

通經圓千金

治婦人室女月候不通疼痛或成血瘕

桂心　青皮去白　大黄酒炒

乾薑　蜀椒　蓬莪朮

川烏　乾漆　當歸

桃仁各等分

右十味為細末先將四錢用米醋熬成膏糊餘六錢末成劑臼中杵之圓如桐子大曬乾每服二十圓淡醋湯送下加至三十圓温酒亦得空心食前

日二服

七熬圓千金

治月經不利手足煩熱腹滿熱默默不欲寤心煩方

大黄一兩五錢　前胡一作柴胡　芒硝熬各五兩
葶藶熬　蜀椒熬各六銖　生薑
芎藭　茯苓各五十銖　杏仁熬九銖
桃仁熬二十枚　䗪蟲熬　水蛭熬半合

右十二味爲末蜜丸如梧子大空心飲下七丸日

三不知加一倍一方有䗪蟲牡丹各二兩千金翼無川芎

七熬之制兼取抵當陷胸之法抵當方中䗪蛭末有不熬者而用者大陷胸丸杏仁葶藶皆熬黑用則專滌垢膩杏仁葶藶可熬則桃仁蜀椒芒硝無不可熬熬則下氣愈疾大黃生薑芎前皆助下氣之用耳

炭皮丸 千金

治婦人憂恚心下支滿膈中伏熱月經不利血氣上搶心欲嘔不可多食怠隋不能動

大黃　芍藥　蝱蟲　蟲各二兩

土瓜根　蜀椒　黃芩

白朮　炭皮一作地骨皮　乾薑

芎藭各一兩　桂心　乾漆各三兩

右十二味為末蜜丸如梧子大每服十丸日三不知加之

按此方於椒薑桂朮等辛烈之中而兼用大黃炭皮芩芍以泄旺氣乾漆芎蝱土瓜以破宿血亦標本兼得之治也

防風丸千金

治風入胞門崩漏下血色清淡者

防風火分見

為末醋丸如梧子大空腹葱白湯下二錢五分

治漏下去黄方千金

黄連　大黄　桂心各五錢

黄芩　䗪蟲　乾地黄各六錢

右六味治下篩空心酒服方寸匕日三

漏下去黄明係脾胃受熱故用三黄而合地黄以

滋血䗪蟲以破血桂心以鼓三黄之性而行地黄之滞也

治漏下去青方 千金

大黄　黄芩　白薇各五錢

桂心　牡蠣各六銖

右五味治下篩空心酒服方寸匕日三

漏下去青明係肝脾受困以致血不歸經故用大黄黄芩以蕩滌溼熱牡蠣白薇以固傷中淋露桂心鼓舞二黄以破結積之瘀也

治漏下去白方千金

鹿茸二兩　白蘞十八銖　狗脊五錢

右三味治下篩空心米飲下方寸匕日三

漏下去白明係下焦虛寒故用鹿茸以温補督脈狗脊以强筋骨白蘞以治陰中腫痛并解風氣百疾之緼蓄爲患督脈充筋骨强則氣血有所統禦而無崩漏之虞矣

治漏下去黑方千金

乾漆　麻蕡舊本作麻黃悮　細辛

桂心各一兩　甘草五錢

右五味治下篩以指撮著米飲中服之

漏下去黑明係瘀血内滯故用麻蕡甘草佐漆灰

桂心細辛以破宿血也麻蕡即麻實詩謂有蕡其

實是也本經麻實條下止言補中益氣以其辛温

潤下故脾約症用之此方亦專取其潤以佐漆灰

等順下之力潤燥相需之妙全在麻實一味夫復

何疑

治漏下去赤方千金

白朮二兩　白薇五錢　黄蘗二兩五錢

右三味治下篩空心酒服方寸匕日三

漏下去赤明係熱淫於内故用黄柏之苦寒白薇

之苦鹹以下泄之白朮之甘温以内固之黄柏治

臟腑之結熱為女子漏下赤白之要藥白薇治産

中虚煩嘔逆為傷中淋露之要藥白朮治痰溼帶

下為散腰臍間血之要藥合三者以治溼熱漏下

去赤何慮不直中肯綮耶

桂心酒千金

治月經不通結成癥瘕方

桂心　牡丹　芍藥

牛膝　乾漆　土瓜根

牡蒙各四兩　吳茱萸一升　大黃三兩

黃芩　乾薑各二兩　蝱蟲二百枚

䗪蟲　蠐螬　水蛭各七十枚

血餘　細辛各一兩　殭蠶五十枚

大麻仁　竈突墨三升　乾地黃六兩

虎杖根　鼈甲各五兩　菴蕳子二升

右二十四味㕮咀以酒四斗分兩甕浸七日併一處盛攪令調和分作四甕初服二合日二加至三四合

破血以酒為捷此破血瘕之方也若生肉瘕又非此方所能治之

虎杖膏千金

治月經不通結瘕腹大如甕短氣欲死方

虎杖根百觔去頭土曬乾切　土瓜根　牛膝各取汁二斗

右三味㕮咀以水一斛浸虎杖根一宿明旦煎取

汁二斗内土瓜牛膝汁攪令調和煎如餳每以酒
服一合日再夜一宿血當下若病去止服
牛膝酒千金
治月經不通甚極閉塞方
牛膝二觔　麻子三升蒸　土瓜根三兩
桃仁二升
右四味㕮咀以好酒一斗五升浸五宿一服五合
漸加至一升日三能多益佳
蠶砂酒千金

治月經久閉不通

晚蠶砂四兩炒半黄色　無灰酒一觔

右重湯煮熟去砂温飲一杯即通

青囊集要卷六目録

婦科方三胎前方

蒸大黃丸

乾薑人參半夏丸

當歸貝母苦參丸

乾薑地黃丸

白朮散

全生白朮散

木香圓

所以載丸

甘草散

枳實芍藥散

調經散

抵聖散

嚴氏清魂散

七珍散

關鍵散

藍青圓

失笑丸

牛膝散

婦科方六　雜療方

紫石英柏子仁圓

鍾乳澤蘭圓

大澤蘭圓

三石澤蘭圓

乾薑圓

鼈甲圓

又　方

下瘕圓

柳陰地黃圓
琥珀散
虎杖散
芎羌散
醋煎散
蘆薈丸
紅藍花酒
黃芩散
硫黃散

青囊集要卷六

南海普陀山僧心禪輯
大智
傳徒僧大延仝校
門人王學聖

婦科方三

胎前方

保胎磐石丸

胎孕欲墮者一服即保住慣小産者宜常服之方

似平常而奏效實奇屢試屢驗乃異人所授也

懷山藥四兩微炒 杜仲三兩鹽水炒斷絲 川續斷二兩酒炒

右三味為末糯米糊為丸如菉豆大每服三錢不拘時米飲送下

葆元異驗膏

專治婦人久慣小產受孕三四月或五月居期胎墜此元虛子宮滑脫使然貼之神效勿以平淡而忽之

全當歸一兩 生地黃八錢 續斷六錢

白芍藥酒炒五錢　黄芪五錢　蓯蓉炒五錢
條芩酒炒一兩　甘草三錢　益母草一兩
右九味如法製度用香蔴油二觔浸七日熬成膏
加白占一兩再熬三四沸量加飛過東丹收成膏
再入飛過龍骨一兩攪勻退火十餘日用大緞攤
碗口大貼丹田穴半月一換過八個月臻於太和

當歸丸

婦人懷孕宜常服之臨盆易產且無產後諸疾蓋
養胎全在脾胃譬之鐘懸於梁梁軟則鐘下墜梁

折則鐘下墜矣故用白朮以補脾胃條芩能清下焦實火火去則陰自足血不妄行一增其利一除其害自無半產胎動血漏之患故丹溪先生云白朮條芩安胎之聖藥也四物為養血之佐除去地黃慮其滯耳

當歸身二兩酒洗　白朮一兩蒸曬九次土炒　川芎二兩

白芍藥二兩炒　黃芩二兩炒

右五味共研細末水泛為丸溫酒或白湯送下二錢

丹參丸千金

治婦人始覺有孕養胎并轉女為男方

丹參　川斷　白芍

白膠　白术　柏子仁

甘草各二兩　人參　川芎

乾薑各三十銖　吳茱萸　橘皮

當歸各一兩十八銖　白芷　冠纓燒灰各一兩

乾地黄一兩五錢　蕪荑十八銖　犬卵一具乾

東門上雄雞頭一枚

右十九味為末蜜和丸如梧子大酒服十九日再
加至二十丸
轉女為男之説不無可疑然方出千金量非妄誕
而方中用藥頗有意義其所用藥味皆以培養氣
血袪風和榮散瘀止血潤燥之功而用犬卵者取
其資壯元陽雞頭者專東方生氣冠纓沾日月之
光華為男子章身之具用以入藥類相感也古人
製方皆義理精切非後人雜湊成方之可比也然
必未滿三月混沌未分服之庶克有濟

茯苓圓千金

治妊娠阻病患心中煩悶頭眩重憎聞飲食氣便嘔逆吐悶顛倒四肢垂弱不自勝持服之即效先服半夏茯苓湯二劑後服此丸

茯苓　半夏　桂心熬
乾薑　橘皮　人參各一兩
白朮　葛根　甘草
枳實各二兩

右十味爲末蜜丸如梧子大飲服二十丸漸加至

三十九日三服附後不用橘半薑枳朮只五味妊娠忌桂故用熬

此方合理中六君枳朮桂苓等統以健脾運痰為務而妙用尤在葛根一味鼓舞胃中清陽之氣生津止嘔不致瀦積汪洋七味白朮散之發源於此又須先服半夏茯苓湯者仮賴細辛以搜邪散結芎芍地以保護胎息也

安中丸 千金

有曾傷五月胎者宜預服此丸

黃芩一兩　當歸　芎藭

乾地黄　人參各二兩　甘草
芍藥各三兩　生薑六兩　麥冬一升
五味子　大麻仁各五合　大棗三十五枚
右十二味爲末擣棗肉和蜜爲丸如梧子大空心
飲下二三十丸日二服
丹參膏千金
主養胎臨月服令滑而易產方
丹參半升　芎藭　當歸各三兩
蜀椒五合有熱者以麻仁五合代

右四味㕮咀以清酒摟溼停一宿以成猪膏四升微火煎膏色赤如血膏成新布絞去滓每日取如棗許内酒中服之不可逆服至臨月乃可服舊用常驗

丹參破宿生新統芎歸為滑胎易產之專藥而方中便具活法寒用川椒熱用麻仁各隨母氣之偏勝服後猪膏醺酒取其滑澤滋益也苟孕婦中氣不實不特猪膏且遠麻仁亦難輕試觀熱易麻仁一語活法盡情吐露矣

蒸大黃丸 千金

治妊娠養胎令易産方

大黃 蒸三十枚 枳實 芎藭

白朮 杏仁 各十八銖 白芍

乾薑 厚樸 各二十銖 吳茱萸 一兩

右九味為末蜜丸如梧子大空心酒下二丸日三不知稍加之

養胎而用小承氣奇矣小承氣而兼温養氣血之味變化為尤奇矣大黃得薑朮則熱可宣通薑萸

得枳樸則辛能開泄加以芎芍和榮杏仁利氣不特臨產無阻并杜產後瘀積然惟氣固質實者宜之若資禀涼薄及陽虛上盛者非宜

乾薑人參半夏丸金匱

治妊娠嘔吐不止

乾薑　人參各一兩　半夏二兩

右三味為末生薑汁糊為丸如梧子大每服十丸米飲下日三服

當歸貝母苦參丸金匱

治妊娠小便難飲食如故

當歸　貝母　苦參各等分

右三味為末蜜丸如小豆大飲服三丸加至十丸

苦參當歸補心血而清心火貝母開肺鬱而瀉肺火然心火不降則小便短濇肺氣不行於膀胱則水道不通此為下病工取之法也

乾薑地黄丸金匱

治妊娠漏胎下血

乾薑炮一兩　乾地黄六兩切焙

右二味為末煉蜜為丸每服三錢空心白湯下

白朮散 金匱

治妊娠胎寒帶下

白朮 芎藭各一錢 蜀椒三分炒去汗

牡蠣熬五分

右四味杵為散酒服一錢匕日三服

全生白朮散

治妊娠子腫

白朮一兩 薑皮 大腹皮去外垢內膜

橘皮　茯苓各五錢

右五味杵為散每服三錢水煎和滓日三服

此方較五皮湯稍善中閒惟白朮易桑皮而功用懸殊焉

木香圓

治婦人有孕傷食

木香二錢　三稜　白茯苓　人參各三錢

右四味為末麵糊圓如菉豆大每服三十圓熟水

送下

所以載丸 陳氏

治胎氣不安不長婦人半產或三月或五月按期不移者必終身不能正產惟此丸可治之

人參八兩焙為末 杜仲八兩炒去絲為末 雲茯苓六兩生研為末

白朮一觔去皮蘆置糯米上蒸半炷香之久勿泄氣曬研為末 桑寄生六兩以自收者為真不見銅鐵為末

右五味以大棗一觔劈開長流水熬汁疊丸如梧子大曬乾出熱氣密貯勿令泄氣每服三錢米湯

下早晚各一服

此方以苓朮爲君取培土以生萬物寄生感桑之精氣根不入土如子寄母腹是以本經取以安胎杜仲補先天之水火取其絲多能繫胎而不墮人參取其多液具三才之位育尤能涵養以成功合而成方性温和而不燥功專培補而不呆鈍洵爲保胎中和之品一無偏駁之弊

甘草散千金

令易生母無疾病未生一月日預服過三十日行

步動作如故兒生墮地皆不自覺方

甘草一兩　黄芩　乾薑

吳茱萸　大豆卷　麻子仁

桂心　大麥芽各三兩

右八味治下篩酒服方寸匕日三暖水服亦得保生易産而用麻仁豆卷麥芽取其安中利竅能使産時墮地不覺吳萸薑桂温中散血能使産後腹無留滯甘草黄芩一和寒熱一化辛熱也前方以川椒麻仁更迭而適寒熱此方以乾薑桂心黄

芩麻仁互配而調寒熱古人用藥靈活如此

甯坤丸

治婦人胎前産後一切諸病

人　參一兩　阿　膠　木　香

紫草葉各二錢五分　生地黄　香　附

雲茯苓　白　朮　熟地黄

烏　藥　白　芍各五錢　砂　仁

黄　芩　甘　草各一錢五分　琥　珀

沉　香各五分　牛　膝二錢　當歸身

橘紅各五錢　益母草三兩

右二十味為末煉蜜為丸每丸重一錢外用蠟殼封固臨用去殼白湯化下一方用黨參每丸重一錢八分餘俱同

婦科方四

難產方

千金圓一名保生丸

主養胎治產難顛倒胞不出服一丸傷毀不下產餘病汗不出煩滿不止氣逆滿以酒服一丸

甘草　貝母　秦椒

大豆卷　乾薑　桂心

黄芩　粳米一作糯米　石斛

石膏各六銖　當歸十二銖　麻子三合

右十二味為末蜜丸如彈子大每服一丸棗湯下日三一方用蒲黃一兩

此方以清胃逆下惡氣滑以去著治產難下胞衣不出於此而已

回生丹

主一切難產之症俱極神效

錦紋大黃一觔為末　蘇木三兩打碎用河水五碗煎汁三碗聽用

紅花三兩炒黃色入好酒三四碗煎三滾去渣取汁　米醋九觔陳者更佳

黑大豆三升水浸取殼用絹袋盛殼同豆煑熟去豆不用將殼曬乾其汁留下聽用

右五味先將大黃末入淨鍋下米醋三觔文火熬之以長木筯不住手攪之成膏再加醋三觔熬之又加醋三觔次第加畢然後下黑豆汁三碗再熬次下蘇木汁次下紅花汁熬成大黃膏取入丸盆盛之大黃鍋粑亦鏟下入後藥同磨

人參　當歸酒洗　川芎

香附醋炒　延胡索酒炒　蒼朮米泔浸炒

蒲黃隔紙炒　茯苓　桃仁去尖油各一兩

牛膝五錢酒洗　甘草炙　地榆酒洗

羌活　橘紅　白芍酒炒各五錢
青皮炒　木瓜各三錢　乳香
沒藥各二錢　益母草三兩　木香四錢
白朮三錢米泔浸炒　烏藥二兩五錢去皮　良薑四錢
馬鞭草　三稜醋浸透紙裹煨　五靈脂醋煮化焙乾研
山萸肉酒浸蒸搗各五錢　秋葵子三錢　熟地黃一兩酒浸九次
蒸曬如法製就
以上三十味并前黑豆殼共曬為末入石臼內大
黃膏拌勻再下熟蜜一觔共搗千槌為丸重二錢

七八分陰乾不可火烘用蠟護之用時去蠟

此催生之聖藥醫家必宜製備

催生丹局方

治產婦產育艱難或橫生倒產並宜服之

母丁香研　麝香別研各一錢　乳香細研極別研一分

兔腦髓臘月者去皮搗如泥

右四味先將前三味拌勻以兔腦和圓如雞豆大陰乾用油紙密封貼温水服一丸即時產下隨男左女右手中握丸藥出是驗

催生如神丹

治逆産横生其功甚大

百草霜　白芷不見火為末各等分

右二味為末每服三錢以童便米醋和如膏加沸湯調下或用酒煎加入童便少許熱服血見黑則止此丹不但順生大能固血又免血枯為妙

華陀順生丹

硃砂五錢細研水飛　明乳香一兩炙去油

右二味研極細末端午日用猪心血為丸如芡實大每服一丸用當歸三錢川芎二錢煎湯送下勿經女人手

兎腦丸

治妊娠難産為催生第一神方

麝香取當門子一兩　明乳香炙去油二錢五分　母丁香二錢

右三味共為細末揀臘月天醫吉日修合活劈兎腦為丸如芡實大硃砂為衣蠟外護收藏待臨盆腰痛時久兒不能下用熱湯囫圇送下其子即出

兎用小者為真若形似而大者乃獾非兎也誤用
則不騐即真兎之死者亦不騐修合時忌見雞犬
婦人孝服及諸厭物
琥珀黑龍丹局方
治死胎胞衣不下敗血逆冲暈厥不省人事
五靈脂酒洗去砂煅醋淬　當歸　川芎
乾地黄　良薑各三兩
右五味入煬成鑵內鹽泥封固炭火煅通紅去火
候冷研細入下項藥

琥珀　百草霜　硫黄各三錢五分
花蘂石煆　乳香炙去油各三錢
右五味逐爲細末同前藥和勻米醋和丸如彈子大臨服以炭火煆通紅投入生薑自然汁内浸碎研化以無灰酒入麝香少許不時頻服一口加童便尤宜
香桂散
治子死腹中胞衣不下服片時如手推出
肉桂三錢　麝香三分

右二味杵為散酒煎和滓服加生川烏三錢為下
私胎猛劑

婦科方五

產後方

增損澤蘭圓千金

治產後百病理血氣補虛勞方

澤蘭　甘草　當歸

芎藭各四十二銖　附子　乾薑

白朮　白芷　桂心

細辛各二兩　防風　人參

牛膝各三十銖　柏子仁　乾地黄

石斛各三十六銖　厚樸　藁本
蕪荑各五錢　麥冬一兩
右二十味為末蜜丸如梧子大空心酒下十五丸
至二十丸
產後當以溫經散寒逐瘀生新為主故用藥如此
又產後厥陰用事風藥良不可少但不必如前方
用烏頭等之峻攻耳

大補益當歸圓千金

治產後虛羸不足胸中少氣腹中拘急疼痛或引

腰背或所下過多血不止虛極乏氣晝夜不得眠及崩中面目脫色脣乾口燥亦治男子傷絶或從高墮下內有所傷藏虛吐血及金瘡傷犯皮肉

當歸　芎藭　續斷

乾薑　阿膠　附子

白朮　吳茱萸　白芍各二兩

白芷　桂心　甘草各三兩

乾地黄十兩

右十三味爲末蜜丸如梧子大酒服二十丸日二

夜一不知加至五十丸若有真蒲黄加一升尤妙
此即前增損澤蘭圓又行增損其功專於補虛温
經蓋經温則流行無滯虛補而行止有常縱有墮
墜損傷亦可藉以温散而無積滯之虞矣
白芷圓千金
治產後所下過多及崩中傷損虛竭少氣面目脱
色腹中痛方
白芷五兩　乾地黄四兩　續斷
乾薑　當歸　阿膠各二兩

附子一兩

右七味為末蜜丸如梧子大酒服二十丸日四五服無歸芎代入蒲黃一兩炒無續斷大薊根代

此方較當歸圓更損之又損主治相類藥僅七味而功愈大百鍊精金其斯之謂歟

小澤蘭圓千金

治產後虛羸勞冷身體尫瘦方

澤蘭二兩六銖　當歸　甘草各一兩十八銖

芎藭　柏子仁　防風

茯苓各一兩　白芷　蜀椒
藁本　細辛　白朮
桂心　蕪荑　人參
食茱萸　厚朴各十八銖　石膏二兩
右十八味為末蜜丸如梧子大酒服二十丸日三服加至四十丸無疾者依此方春秋二時常服一劑甚良一方無茯苓石膏有芎藭乾薑
方以澤蘭命名原為調經而設以調經必須風藥補虛必用温味所以大澤蘭圓借治方下諸症咸

為合宜惟治鼻鼽喉痺難以槩論鼻鼽雖屬風寒
客於頭腦鬱遏既久乃從火化所以氣塞不通然
雖鬱熱非假芎辛之散不能通達喉痺多屬龍火
鬱發最暴大禁辛溫祇暴寒卒犯少陰而喉痛聲
瘖不腫不渴一症非溫不克然用辛熱破陰仍須
鹹寒治標則卷柏又為必需至人臨症洞若觀火
諒無不辨寒熱之理千金處方如主帥統師大則
大用小則小用其大澤蘭圓通治一切虛冷藥品
不得不繁小澤蘭圓專主産後羸瘦無藉三石蛇

床等重劑但進食茱萸一味振發參朮芎歸之力
以助澤蘭藁本治產後虛羸綽有餘裕矣

澤蘭散千金

治產後風虛方

澤蘭　藁本　蜀椒
白朮　柏子仁各五分　禹餘糧
防風　石膏　白芷
乾地黃　赤石脂　肉蓯蓉
鹿茸　芎藭各八分　桂心

甘草　當歸　乾薑各七分

蕪荑　細辛　厚樸各四分

人參三分

右二十二味為末治下篩酒服方寸匕日三

男子以溫腎為補益女人以調經為補益而經漏多主虛風故方中多用風藥然經漏每挾瘀滯故又合用行瘀散滯此方與柏子仁圓大都相類惟一兼固脫為稍異耳

禹餘糧圓千金

治婦人產後積冷堅癖方

禹餘糧　烏賊骨　吳茱萸

桂心　蜀椒各二兩五錢　當歸

白朮　細辛　乾地黃

人參　芍藥　芎藭

前胡各一兩　乾薑三兩　礬石六銖

白薇　紫菀　黃芩各十八銖

䗪蟲一兩

右十九味為末蜜丸如梧子大空心酒下二十丸

日二不知加之
此與鼈甲圓第二方藥味雖似不同而功用髣髴故主治相類惟彼用附子以助鹿茸薑桂之雄此此用黄芩以分椒薑細辛之悍澀渭攸分於此稍異

壯蒙圓一名紫蓋丸

治婦人產後十二瘕病帶下無子皆是冷風寒氣或產後未滿百日胞絡惡血未盡便利於懸圊上及久坐溼寒入胞裏結在小腹中牢痛為之精聚

小如雞子大者如拳按之跳手隱隱然或如蟲嚙
或如鍼刺氣時搶心兩脇支滿不能食飲食不消
化上下通流或守胃管痛連玉門背膊嘔逆短氣
汗出小腹苦寒胞中創欬引陰痛小便自出子門
不正令人無子腰胯疼痛四肢沉重淫躍一身盡
腫乍來乍去大便不利小便淋瀝或月經不通或
下如腐肉青黃赤白黑等如豆汁夢想不祥方
牡蒙 厚樸 消石
前胡 乾薑 䗪蟲

牡丹　蜀椒　黄芩

桔梗　茯苓　細辛

葶藶　人參　芎藭

吴茱萸　桂心各十八銖　大黄三兩五錢

附子一兩六銖　當歸五錢

右二十味為末和蜜更擣萬杵丸如梧子大空心酒服二丸日三不知則加至五六丸下青白黄赤如魚子者病根出矣

方下主治最繁總不出冷風寒氣四字為致病之

綱所以首推壯蒙前胡專袪肥門風氣餘皆因病
變症之治法與前當歸丸二方參看其義自明

牛膝圓千金

治產後月水往來乍多乍少仍復不通時時疼痛
小腹裏急下引腰身重方

牛膝　芍藥　人參
大黃各三兩　牡丹　甘草
當歸　芎藭各二兩　桂心一兩
䗪蟲　蠐螬　蜚蠊各四十枚

蝱蟲　水蛭各七十枚

右十四味為末蜜丸如梧子大酒服五丸日三不知稍加之

此方於大黃䗪蟲丸去取其力倍峻總由百勞薯蕷丸方中參入人參川芎以鼓舞諸蟲破血之力端不出金匱之繩墨也

甘草圓千金

治産後心虛不足虛悸心神不安吸吸乏氣或若恍恍惚惚不自知覺者方

甘草　遠志　菖蒲各三兩
人參　麥門冬　乾薑
茯苓各二兩　澤瀉　桂心各一兩
大棗五十枚
右十味為末蜜丸如大豆酒服二十丸日四五服
夜再服不知稍加如無澤瀉以白朮代之若胸中
冷增乾薑
千金用參苓補虛多兼薑桂化熱多兼門冬不獨
此方然也

人參圓千金

治產後大虛心悸志意不安不自覺恍惚恐畏夜不得眠虛煩少氣

人參　甘草　茯苓各三兩

麥冬　菖蒲　澤瀉

薯蕷　乾薑各二兩　桂心一兩

大棗五十枚

右十味為末棗膏和蜜為丸如梧子大空心酒服二十丸日三夜一不知稍加加遠志二兩佳若風

氣加當歸獨活各三兩亦治男子虛損心悸

大遠志圓千金

治產後心虛不足心下驚悸志意不安恍恍惚惚腹中拘急痛夜卧不安胸中吸吸少氣內補傷損益氣安定心神亦治虛損

遠志 甘草 乾地黃

桂心 茯苓 麥冬

人參 當歸 白朮

澤瀉 獨活 菖蒲各三兩

薯蕷　阿膠各二兩　乾薑四兩

右十五味為末蜜丸如大豆空心温酒下三十丸日三不知加至五十丸若大虛身體冷少津液加鍾乳三兩善人參丸即甘草丸去遠志而加薯蕷方下言加遠志二兩佳若風氣加當歸獨活即是遠志丸範子歸地膠朮功倍棗膏至於大虛身冷加鍾乳以對白朮功力未可限量也

赤石脂圓千金

治產後虛冷下痢方

赤石脂三兩　當歸　白术
黄連　乾薑　秦皮
甘草各二兩　蜀椒　附子各一兩
右九味為末蜜丸如梧子大酒服二十丸日三
此方與藍青丸症治雖同然必較彼稍緩故方亦
稍平而寒熱交錯則一所以方中椒薑附子與秦
皮黄連並行無悖歸术與石脂甘草協力匡扶方
克有濟以無邪毒固結乃無藉於藍青鬼臼也
龍骨圓千金

治產後虛冷下血及穀下晝夜無數兼治產後惡露不斷方

龍骨四兩　乾薑　甘草

桂心各二兩

右四味為末蜜丸如梧子大溫酒下二十丸日三服一方有人參地黃各二兩

本經言龍骨主治泄利膿血女子漏下而兼薑桂溫散寒結甘草專和胃氣為冷利之專藥薑桂之辛散不須復用嚮導也

琥珀地黃丸

治產後惡露未淨胸腹痛小便不利

琥珀另研　延胡索同糯米炒去米　當歸各一兩

蒲黃四兩生半炒半　生地黃乾者半觔　生薑一觔

右六味將地黃咀碎酒浸生薑切片各搗取汁留滓以銅杓中用薑汁炒地黃滓地黃汁炒薑滓各乾為末忌犯鐵器煉白蜜為丸如彈子大每服一丸空腹當歸湯化服

竹皮大丸金匱

治婦人乳中虛煩亂嘔逆安中益氣

生竹茹　石膏各二分　甘草七分

桂枝　白薇各一分

右五味為末棗肉為丸如彈子大飲服一丸日三夜二有熱倍白薇煩喘者加柏實一分

乳者乳子之婦也言乳汁去多則陰血不足而胃中亦虛陰虛不能勝陽而火上壅則煩氣上逆則嘔煩亂則煩之甚也嘔而且逆則嘔之甚也病本全由中虛蓋中虛而至煩嘔則臟腑受邪故以竹

茹之除煩止嘔者為君胸中陽氣不用故以桂甘扶陽而化其逆氣為臣以石膏清上焦氣分之虛熱為佐以白薇去表間之浮熱為使要知煩亂嘔逆而無腹痛下利等症雖虛無寒可知也

小調經散局方

治產後敗血循經流入四肢腐爛如水服此血行腫消則愈

沒藥去油　琥珀　桂心

白芍　當歸錢各一　細辛

麝香各五分

右七味為末每服二錢薑汁酒各少許調服

徐洄溪云此方治血分病最良

枳實芍藥散金匱

治產後腹痛煩滿不得卧

枳實燒令黑勿太過　芍藥各等分

右二味杵為散酒服方寸匕日三服并主癰膿以麥粥下之

按方中枳實燒黑全是散逐瘀積故癰膿亦主之

調經散局方

治產後敗血乘虛停積於五臟循經流入於四肢留滯日深腐壞如水漸致身體面目浮腫或因產敗而上干於心心不受觸致心煩躁卧起不安如見鬼神言語顛倒並宜服之

赤芍藥　沒藥去油　桂心

琥珀另研　當歸各一兩　麝香另研

細辛去苗各五分

右七味為末和匀每服一錢温酒入生薑汁少許

和服

大抵產後虛浮醫者不識悞作水氣治之凡治水氣多以導水藥極是虛人夫產後既虛又以藥虛之是謂重虛往往因致枉夭但服此藥血行腫消即愈

抵聖散

治產後腹脇滿悶嘔吐

人參　半夏各一兩　赤芍藥六錢

澤蘭葉四錢　橘皮三錢　甘草炙二錢

右六味杵爲散每服四五錢水煎入薑汁數匙和滓熱服日二三度以嘔吐止爲效有瘀加炮黑山查肉五錢

按方中赤芍性味酸寒非產後嘔吐者所宜宜易赤茯苓下水止嘔爲當此必傳寫之誤耳

嚴氏清魂散

治產後氣虛血暈

人參　川芎各一兩　荊芥穗二兩

澤蘭葉　甘草炙各八錢

右五味杵為散沸湯温酒各半盞調服二錢童便尤良

七珍散

治産後血虛不語

人參　菖蒲各一兩　川芎七錢五分

細辛二錢五分　防風四錢　辰砂水飛三錢

甘草炙三錢五分一作生地

右七味共為散每服三錢薄荷湯調服

肥人加半夏茯神殭蠶瘦人加當歸蠍尾鈎藤

關鍵散千金

治産後勞玉門開而不閉方

硫黄四兩　呉茱萸一兩五錢　兎絲子一兩六銖

蛇床子一兩

右四味爲散以水一升煎二方寸匕洗玉門日再

洗

藍青圓千金

治産後下痢寒熱方

藍青熬　附子　鬼臼

蜀椒各一兩五錢　厚樸　阿膠
甘草各二兩　艾葉　龍骨
黃連　當歸各三兩　黃柏
茯苓　人參各一兩
右十四味為末蜜丸如梧子大空心飲下二十丸
一方有赤石脂四兩
夫病有常變治難執一產後滯下而至寒熱交錯毒邪膠固於內連柏不能剗其威參附不足固其脫法無可愈之機乃取法外之法以治變中之變

藍青鬼臼本經雖有解毒殺蠱之治而本草小青條下且主血痢腹痛但世罕知之其他蜀椒龍骨以治久痢虛脫膠艾當歸以補肝血虛脫苓樸以理脾虛氣滯則又不離於常度矣不知古方者似乎藥品不倫細繹其旨綽有至理然難與俗人道耳

失笑丸

治瘀血胞脹並治兒枕痛神效

蒲黃炒　五靈脂去土炒各等分

右二味為末醋糊丸如梧子大每服二三錢淡醋湯下

牛膝散 千金

治胎衣不下腹中脹急以此藥腐化而下緩則不救

牛膝　芎藭　蒲黄炒

丹皮各二兩　桂心四錢　當歸一兩五錢

右六味為末每服五錢水煎服

甘草散 千金

治婦人乳無汁

甘草一兩　通草三十銖　石鍾乳二十銖

雲母二兩五錢　屋上散草一把燒灰

右五味治下篩先服漏蘆湯服方寸匕日三乳下即止

既產而乳汁不通非緣肺胃之虛寒則為經絡之熱阻虛則鍾乳為下乳之專藥以其中空如管能利九竅也漏蘆通草清熱利竅之專藥栝蔞開痰而化熱蠐螬破血甘草調和諸藥而為輔佐雲母

以佐鍾乳總之不越開關利竅之法爾

漏蘆散千金

漏蘆五錢　石鍾乳　栝蔞根各一兩

治法同上

蠐螬三合

右四味治下篩先食糖水服方寸匕日三

赤散千金

治産後下痢方

赤石脂　代赭各三兩　桂心一兩

右三味治下篩酒服方寸匕日三十日愈

黑散千金

治同上

麻黄 貫衆 桂心

細辛各一兩 甘草 乾漆各三兩

右六味治下篩酒服五撮日再五日愈麥粥下尤佳

黄散千金

治同前

黄連二兩　黄芩　䗪蟲

乾地黄各一兩

右四味治下篩酒服方寸匕日三十日愈

按此三方赤散治久痢滑泄故取石脂療腹痛腸澼下利赤白代赭治腹中毒邪女子赤沃漏下皆本經主治以其味濇司收故合用桂心之辛而散其滯也

黑散治血結於内而腹脹喘逆故用乾漆治絶傷而破血下行桂心散結積而温理血氣貫衆治腹

中邪而散諸熱毒細辛利竅而散寒甘草調胃而和藥性麻黄開腠理而宣散逆氣此雖發汗重劑然入於破血導滯劑中亦必助乾漆貫衆之勢以本經原有破癥堅之治也

黄散治血結於内而發熱故用䗪蟲以破堅下血閉芩連以治腹痛下利地黄以清血中之熱也

地黄酒 千金

治産後百病未産前一月當預釀之産訖蓐中服之方

地黃汁一升　好麴　好米各二升

右三味先以地黃汁漬麴令發芽以法醖之至熟封七日取清服之常使酒氣相接勿令斷絕忌蒜生冷酢滑猪雞魚一切婦人皆須忌之但夏三月熱不可合春秋冬得合服地黃并滓內米中炊合用之一石十石一準此一升為率先服羊肉當歸湯三劑乃服之佳

地黃寒滯得麴蘖發之為滋養血虛之良法不當以藥例之

防風酒千金

治產後中風方

防風　獨活各一觔　女萎

桂心各三兩　茵芋一兩　石斛五兩

右六味㕮咀以酒二升漬三宿初服一合稍加至

三四合日二

五加酒千金

治產後癖瘦玉門冷方

五加皮一觔　蛇床子一升　杜仲一觔

乳　床半升即孔公蘗　乾地黄　丹　參各二兩

枸杞子一升　乾　薑三兩　天門冬四兩

右九味㕮咀以絹袋子盛酒三斗漬三宿一服五合日再稍加至一升佳

五加皮專發醪醴性味諸藥得此功力倍常不獨專温玉門也

雞糞酒千金

治產後中風及百病并男子中一切風神效方

雞　糞一升熬令黄　豆一升熬令聲絶勿焦

右二味以清酒三升半先淋雞糞次淋豆取汁一
服一升温服取汗病重者凡四五日服之無不愈
内經用雞矢醴治心腹脹满此用雞矢醴療産後
中風全在黑豆淋酒取汗之力蓋雞屬巽而袪風
用其糞之穢濁以攻濁氣而袪穢也

婦科方六

雜療方

紫石英柏子仁圓千金

治女子遇冬天時行溫風至春夏病熱頭痛熱毒風虛百脉沉重下赤白不思飲食而頭眩心悸酸斯恍惚不能起居方

紫石英　柏子仁各三兩　烏頭

桂心　當歸　山茱萸

澤瀉　芎藭　石斛

遠志　桑寄生　蓯蓉
乾薑　甘草各二兩　蜀椒
杜衡一作杜仲　辛夷各一兩　細辛一兩五錢
右十八味為末蜜丸如梧子大酒服二十丸漸加
至三十丸日三服一方有牡蠣一兩
張石頑云此方治女子遇冬天時行溫風至春夏
病熱頭痛熱毒風虛等症而所用之藥渾是溫養
氣血之味夫冬時溫風久伏至春夏而發溫熱頭
痛豈辛溫助火重著補虛之所宜乎細推病情惟

熱毒風虚四字為致病之大綱惟其虚故風得入臟而化毒熱惟其虚故陽不統陰而下赤白雖症見發熱頭痛殊非温熱病之通身壯熱煩渴頭痛之比況方下原云温風風為木邪同氣相感必入厥陰所以頭眩心悸風主運動故也又況明言百脈沉重而下赤白不思飲食不能起居種種皆陽氣不足不能統攝陰津而致下脱故不得不從事辛温填補血氣為務也杜蘅本經云治温風中入腦户頭腫痛涕淚柏子仁益氣除風熱辛荑治頭

腦痛川芎治中風入腦頭痛寒痺合參經旨總主
冬時溫風入藉於腦之患嘗見婦人產後起居不
慎而病頭風腦痛雖蒸蒸痛熱却大畏虛風雖當
夏月尚喜重綿裹護斯非熱毒風虛之一驗乎其
用石斛澤瀉寄生者一以清胃進食一以利水導
熱以飭理赤白也茍不達斯義以為此方主治春
夏溫熱與負薪救焚不殊殊失千金立方之奧矣
鍾乳澤蘭圓千金
治婦人久虛羸瘦弱甚肢體煩疼臍下結冷不能

食面目䵟黑憂恚不樂百病方

鍾乳三兩　澤蘭三兩六銖　防風四十二銖

人參　柏子仁　麥冬

乾地黃　石斛　石膏各一兩五錢

芎藭　甘草　白芷

山茱萸　牛膝　薯蕷

當歸　藁本各三十銖　細辛

桂心各一兩　蕪荑五錢　艾葉十八銖

右二十一味爲末蜜丸如梧子大酒服二十丸加

至四十九日二

按此方專主臍下結冷肢體煩熱故用藥以溫下清上為務蓋溫下所以治本清上所以治標者也

大澤蘭圓千金

治婦人虛損及中風餘病疝瘕陰中冷痛或頭風入腦寒痺筋攣緩急血閉無子面上遊風去來目淚出多涕唾忽忽如醉或胃中冷逆胸中嘔不止及泄痢淋瀝或五臟六腑寒熱不調心下痞結邪氣欬逆或漏下赤白陰中腫痛胸脇支滿或身體

皮膚中濇如麻豆若癢痰癖結氣或四肢拘攣風行周身骨節疼痛目眩無所見或工氣惡寒灑淅如瘧或喉痹鼻齆風癇癲疾或月水不通魂魄不定飲食無味并產後內衂無所不治服之令人有子方

澤蘭二兩六銖　藁本　當歸

甘草各一兩十八銖　紫石英三兩　芎藭

乾地黄　柏子仁　五味子各一兩五錢

桂心　石斛　白朮各一兩六銖

白芷　蓯蓉　厚樸
防風　薯蕷　茯苓
乾薑　禹餘糧　細辛
卷柏各一兩　蜀椒　人參
杜仲　牛膝　蛇床子
續斷　艾葉　蕪荑各十八銖
石膏　赤石脂各二兩　麥冬一兩五錢
右三十三味為末蜜丸如梧子大酒服二十丸至
四十丸久赤白痢去地黃石膏麥冬柏子仁加大

麥蘖陳麴龍骨阿膠黃連各一兩五錢更加鍾乳三兩良一方有枳實十八銖

三石澤蘭圓千金

治風虛不足通血脈補寒冷方

鍾乳　白石英各四兩　紫石英

防風　藁本　茯神各一兩六銖

澤蘭二兩六銖　黃芪　石斛

石膏各二兩　甘草　當歸

芎藭各一兩十八銖　白朮　桂心

人參　乾薑　獨活
乾地黃各一兩五錢　白芷　桔梗
細辛　柏子仁　五味子
蜀椒　黃芩　蓯蓉
芎藭　秦艽　防葵各一兩
厚樸　蕪荑各十八銖
石三十二味為末蜜丸如梧子大酒服二十丸加
至三十丸日二三服
此即大小五石澤蘭圓之稍變以其專主風虛血

脉不通故於大小五石方中除去濇固之藥專藉防葵以通血脉與大小五石同源異派

乾薑圓千金

治婦人寒熱羸瘦酸消怠惰胸中支滿肩背脊重痛腹裏堅滿積聚或痛不可忍引腰小腹痛四肢煩疼手足厥逆寒至肘膝或煩滿手足虛熱意欲投水中百節盡痛心下常苦懸痛時寒時熱惡心涎唾喜出每愛鹽酸苦之物身體或如雞皮月經不通大小便苦難食不生肌方

乾薑 芎藭 茯苓
消石 杏仁 水蛭
蝱蟲 桃仁 蠐螬
柴胡 䗪蟲各一兩 芍藥
人參 大黃 蜀椒
當歸各二兩
右十六味為末蜜丸如梧子大空心飲下三丸不知加至十丸千金翼以療婦人瘕結脇肋下疾
夫溝渠壅塞則水道不通血脈阻滞則經癸閉絶

婦人經閉不行非中有乾血何致積久不通千金調經諸方縱有寒熱交錯緩急輕重不同一皆破血為務此方本抵當丸下瘀血湯大黃䗪蟲丸等法而藥味兼護且用蜜丸而所服甚少藥雖峻猛用法最緩為破除乾血之良法蓋久伏之瘀在人身中與元氣混成一片雖急攻之不能速去故宜峻藥緩攻之法方克有濟是以治乾血之方用丸居多間用酒煎以行經絡

鼈甲圓千金

治女人小腹中積聚大如七八寸盤面上下周流痛不可忍手足苦冷欬噫腥臭兩脇熱如火炙玉門冷如風吹經水不通或前或後服之一月便瘥有孕此河內太守魏夫人方

鼈甲　桂心各一兩五錢　蜂房

元參　蜀椒　細辛

人參　苦參　丹參

沙參　吳茱萸各十八銖　䗪蟲

水蛭　乾薑　牡丹

附子　皂莢　當歸

芍藥　甘草　防葵各一兩

蠐螬二十枚　䗪蟲　大黃各一兩六銖

右二十四味為末蜜丸如梧子大酒下七丸日三

稍加之以知為度

鼈甲入肝為癥瘕痃癖要藥有散血消積之功滋陰清熱之效無苦寒傷中之虞峻攻耗氣之患夫癥瘕結塊婦人居多以行經時不慎起居血留成積者十常四五故千金往往用之此方宜分作五

段看蝱蛭蠐螬大黄為小腹中積聚如盤而設乾
血内著非苦寒不能逐之使下鼈甲苦沙元參為
兩脇熱如火炙而設癖積旺氣非滋陰不能化之
使解椒辛皁莢防葵蜂房為上下周流痛不可忍
而設風毒攻注非搜逐不能開之使泄薑桂萸附
為玉門冷如風吹而設寒結固疾非辛烈不能破
之使散參草二丹歸芍為手足苦冷欬噫腥臭而
設傷殘之餘非温理氣血不能培之使和令人但
知鼈甲苦沙元參為滋陰清熱之用不知本經所

主無一不為消堅散積之專藥至於防葵理血脈蜂房滌痰垢皆破敵之先鋒金匱鼈甲煎丸用之婦人小腹如扇用附子湯亦金匱法非千金不能得其肯綮也

又方千金

治婦人因產後虛冷堅結積在腹內月經往來不時苦腹脹滿繞臍下痛引腰背手足煩或冷熱心悶不欲食方

鼈甲一兩五錢　乾薑　赤石脂

丹參　禹餘糧　當歸
白芷一作白朮　乾地黃各一兩六銖　代赭
甘草　鹿茸　烏賊骨
殭蠶各十八銖　桂心　細辛
蜀椒　附子各一兩
右十七味為末蜜丸如梧子大空心酒下五丸加
至十丸
此方治產後虛冷是須溫補為宜雖有結滯滿痛
而月經仍得往來與癥瘕固結不同故用緩散法

不似當歸丸等之峻攻也此方專以溫養營血填補空竅散結冷而祛內風前後二方一以破結為先一以溫補為務二方可比例而論哉

下瘕圓千金

大黃　消石各六兩　巴豆

蜀椒各一兩　代赭　柴胡熬令變色

水蛭　丹參熬令紫色　土瓜根各三兩

乾漆　芎藭　乾薑

蝱蟲　茯苓各二兩

右十四味為末巴豆另研蜜和丸如梧子大空心
酒下二丸不知加至五丸日再服千金翼無柴胡水蛭丹參土瓜
根

癥結日久而致腹大骨立審無風氣崩帶別症夾
雜但須專力破癥癥散則精自回形自復柴胡用
熬欲其內疎肝氣無取外散之意惟氣虛不任攻
尅者不可輕試

雞鳴紫圓千金

治婦人癥瘕積聚方

皂莢一分　藜蘆　甘草
礬石　烏喙　杏仁
乾薑　桂心　巴豆各二分
前胡　人參各四分　代赭五分
阿膠六分　大黄八分
右十四味為末蜜丸如梧子大雞鳴時服一丸日益一丸至五丸止仍從一起下白者風也赤者癥瘕也青微黄者心腹病
皂莢藜蘆涌吐頑痰之首藥烏喙巴豆温破堅積

之猛將人參大黄補中寓瀉之聖品識此精義餘

可例推矣

遼東都尉所上圓千金

治臍下堅癖無所不治方

恒山　大黄　巴豆各一分

天雄　苦參　白薇

乾薑　人參　細辛

狼毒　龍膽　沙參

元參　丹參各三分　芍藥

附子　牛膝　茯苓各五分

牡蒙四分　雚蘆六分

右二十一味為末蜜丸如梧子大宿勿食服五丸日三大羸瘦月水不調當二十五日服之下長蟲或下種種病出三十五日腹中所苦悉愈肌膚盛五十日萬病除斷緒者有子

此治痰癖之藥也痰癖多由風氣積聚故首推恒山以吐胸中逆滿末取雚蘆以利臍下堅癖其他諸藥悉隨鄉導以建破積之功畧無干於破血之

味也

昆布圓千金

治婦人胸中伏氣方

昆布　海藻　芍藥

桂心　白石英　款冬花

桑白皮　人參各二兩一　柏子仁

茯苓　鍾乳各二兩五錢　紫菀

甘草各一兩　乾薑一兩六銖　吳茱萸

五味子　細辛各一兩五錢　杏仁一百枚

橘皮 蘇子各五合

右二十味為末蜜丸如梧子大酒服二十丸日再加至四十丸

痰氣伏匿胸中如陰霾蔽日苟非辛温沓進何以宣布五陽而温散藥中獨不及附子者恐其壯火食氣更增擾亂中州也

白鳳丸

治婦女七情内傷五心煩熱骨蒸盜汗腰痛腿酸神困疲倦百節疼痛脾胃不和經水不調血海虛

冷衝脈不足不能受孕及胎前產後諸虛百損無
不神效功難盡述

丹皮　白芍　地骨皮
川鬱金　白薇　藁本
麥冬　桑螵蛸　於朮土炒
牡蠣煆各二兩　杜仲薑汁炒　丹參酒炒
雲茯苓　續斷酒炒　綿黃芪蜜炙
阿膠蛤粉拌炒　當歸身各三兩　甘草炙
蘄艾葉醋炒各一兩　川芎酒洗　山藥各二兩五錢

香附醋製　西黨參各四兩　延胡索醋炒
龍齒煆各一兩五錢　生地黄六兩
右二十六味共為細末用烏骨白毛緑耳金冠黑舌大公雞一隻先以黄芪八兩甘草四兩為末米粉八合白米飲拌匀飼之食盡將雞縊死不使出血撏去毛不落水去腸臟用陳酒二觔好米醋三觔隔湯蒸爛和前藥拌匀曬乾連骨磨粉加煉蜜為丸每服二錢温酒下其丸或小如梧子或大如彈子每顆重二錢

女金丹

治婦人子宮虛冷不能受孕帶濁血崩產後腹痛吐逆子死腹中氣滿煩悶月水不通痢疾消渴敗血上冲血暈血泄等症

潞黨參　白朮　雲茯苓

全當歸　白芍　白薇

白芷　藁本　沒藥炙去油

赤石脂　甘草炙　丹皮

延胡索醋炒　川芎各一兩　香附醋浸炒十五兩

右十五味共為細末煉蜜為丸每重一錢温酒化下

婦寶勝金丹

治婦人經水不調或前後色淡如米泔連月不行或行經腹中痛癥瘕血塊及胎前產後一切諸症並皆治之亦有子宮虛冷久患赤白帶下腰脚酸痛或不能作孕孕而不堅宜服此丹自然宫煖調經必然作孕真坤道妙藥也

熟地黄四兩砂仁拌　白朮二兩　全當歸四兩酒炒

川芎酒炒一兩五錢　丹參酒炒三兩　胡麻酒炒四兩
白芍酒炒四兩　丹皮二兩　香附四製四兩
生地黃二兩　肉桂研沖五錢
右十一味共為細末加益母膏四兩再添煉蜜為丸如梧子大每服三四錢黃酒送下開水亦可

胎產金丹

此丹專治婦人胎前產後百病及子宮寒冷難於受孕並赤白淋帶疼痛經停或前或後行經臍腹作痛腰酸無力並皆治之

當歸身　人　參　益母草
藁　本　赤石脂　白　朮
丹　皮　延胡索　蘄艾葉
白　薇　川　芎　沒　藥炙去油各二兩
五味子　上肉桂　甘　草炙各一兩
生地黄　製香附　青　蒿
炙鼈甲各四兩　沉　香六錢
右二十味共為細末用鮮紫河車一具洗淨入罐
内用黄柏四兩酒二觔同煮爛加煉蜜入石臼中

搗數千下為丸每重五分外用蠟殼封固

婦科烏金丸

治婦人憂思鬱結氣惱勞碌致生百病孕育不成身體羸瘦面目萎黃手足酸軟四肢倦怠鬢髮黃落心常煩熱口苦咽乾飲食無味經水不調崩漏帶下小腹脹痛及產後惡血上冲敗血不止心腹刺痛一切胎前產後等症

百草霜　血竭　鯉魚鱗

赤芍　血餘　肉桂

當歸身　松煙墨　延胡索醋炒各等分

右九味共為細末酒糊為丸每重二分外用蠟殼封固臨用去殼每服一二丸隨病輕重加減醋艾湯或温酒開水任下

化癥回生丹　吳氏

治邪氣延入下焦搏於血分而成癥者無論男女此丹主之而癥瘕之症以婦人為多故列入於此

人參六兩　安南桂　兩頭尖

麝香　片子薑黄　川椒炭

䗪蟲　三稜　紅花
蘇子霜　五靈脂　降眞香
乾漆　沒藥去油　香附末
吳茱萸泡　延胡索醋炒　水蛭
阿魏　川芎　乳香去油
良薑　艾炭　鼈甲膠各二兩
公丁香　蘇木　桃仁
杏仁各三兩　蒲黃炭一兩　當歸尾
白芍　熟地黃各四兩　小茴香炭三兩

益母膏八兩　大黄八兩用好米醋二十四兩熬濃拌曬乾為末再加醋熬如是三次曬乾研細

右三十五味以三十二味研為細末以鼈甲益母大黄三膠和勻再加煉蜜共搗為丸每重一錢五分外用蠟殼封固用時以白湯和空心服一丸瘀甚之症黄酒下

一治癥結不散不痛

一治癥發痛甚

一治血瘅

一治婦女乾血勞症之屬實者

一治癧母左脇痛而寒熱者

一治婦女經前作痛古謂之痛經者

一治婦女將欲行經而寒熱者

一治婦女將欲行經悞食生冷而腹痛者

一治婦女經閉不通

一治婦女經來紫黑甚至成塊者

一治腰痛之因於跌撲死血者

一治産後瘀血少腹疼痛拒按者

一治跌撲昏暈欲死者

一治金瘡棒傷之有瘀滯者

復享丹 吳氏

七疝八瘕皆以衝任爲病屬有形之實症者前化癥回生丹主之若忽聚忽散屬無形之虛症者此丹主之

倭硫黃製十兩　鹿茸酥炙　雲茯苓

淡蓯蓉各八兩　枸杞子　全當歸酒浸

小茴香酒浸與當歸同炒黑　萆薢各六兩　人參

龜版炙各四兩　安南桂四兩　川椒炭三兩

右十二味為細末益母膏和搗為丸如梧子大每服二錢日再服冬日漸加至三錢開水下

仙傳玉液如意金丹

此方傳自西域老僧能治婦女胎前產後諸病有起死回生之功誠胎產之金丹為婦科之良方也湯引列后照單服之立見神功百發百中

人參去蘆二兩　白芍酒炒六錢　麥冬二兩四錢

綿黃芪蜜炙一兩二錢　續斷酒炒六錢四分　蓮肉去心六錢四分

丹參酒炒四兩二錢　杜仲薑汁炒三兩六錢　阿膠酒化二兩六錢
川芎酒洗二兩四錢　血餘八錢四分　黃芩一兩二錢
當歸身　生地黃各一兩二錢　茯苓六兩四錢
羌活　山查肉　木香
大腹皮　琥珀各八錢四分　紫蘇二兩五錢
枳殼麩炒　蓯蓉各一兩二錢　山藥四兩三錢
厚樸薑汁炒一兩五錢　橘紅　沉香各一兩六錢
甘草炙　兔絲子各三兩二錢　潼蒺藜
川貝母各二兩二錢　蘄艾醋炒六錢七分　香附四製二兩六錢

砂仁二兩九錢　於朮八錢四分　益母草六兩四錢

右三十六味須擇天醫良辰於淨室中各研細末虔誠齋戒和勻阿膠用好陳酒化開加煉蜜八十兩共入石臼內搗數千下為丸每丸重二錢辰砂為衣曬乾外用蠟殼護封每服一丸臨用去殼溫酒化服

一經閉不通用月季花四朶煎湯下

一經水不調或前或後用延胡索一錢丹皮一錢五分煎湯下

一婦人久不受孕半夏陳皮各五分煎湯下常服之即有孕

一行經腹痛鬱金五分煎湯下

一乾血氣痛烏藥五分鼈甲二錢煎湯下

一經閉驗胎真假茺蔚子二錢煎湯下數丸腹中微動即是胎

一下白帶醋炙貫衆一錢五分煎湯下

一崩中青黄赤白漏下晝夜不止紅棗七枚煎湯下

一婦人年過五十經水復來茜草側柏葉各一錢
同炒焦煎湯下
一初孕腹痛嘔吐白蔻仁二分煎湯下
一胎動不安砂仁三分煎湯下
一小產漏胎綵綿灰一錢煎湯下
一跌撲損胎新絳一錢煎湯下
一橫生難產炒鹽湯下
一臨產交骨不開炙龜版三錢煎湯下
一胞衣不下牛膝二錢檀香一錢煎湯下

一產後感冒風邪荆芥五分煎湯下
一產後惡露不行敗血上攻桃仁蒲黄炭各五分煎湯下
一產後血暈昏迷欲絶桂心三分煎湯下
一產後血塊作痛乳香沒藥各五分煎湯下
一產後欬嗽杏仁桑白皮各一錢煎湯下
一產後子宫不收醋煆磁石三錢煎湯下
一產後痢疾赤痢銀花炭二錢白痢煨薑二片脱肛人參蘆三枚煎湯下

一產後無乳炙山甲二片煎湯下

一產後神魂不安用金器一件煎湯下

一胎前產後一切奇難雜症怪病俱用四物湯下

艾附煖宮丸

治婦人氣血不和經後失期行經作痛脇脹滿腰痛耳鳴午後熱盜汗骨蒸赤白帶下子宮虛冷久不成胎

熟地黃　全當歸　白芍炒各八兩

川芎六兩　香附醋炒　蘄艾醋炒各四兩

右六味共爲細末醋糊爲丸如梧子大每服三錢空心白湯下

神效益母丸

治婦人胎前產後十八般大病一應經水不調久不生育胎動不安臨產艱難胞衣不下血暈不醒惡露不盡死胎不下種種危險之症及處女月水不調久成骨蒸癆熱並皆治之無不神效

熟地黄四兩　當歸身三兩　阿膠

黄芪炙　香附醋炒　續斷

砂仁　白芍炒　益母草各二兩
川芎八錢
右十味共爲細末酒化阿膠爲丸如梧子大每服
三錢空心温酒下
半夏烏豆圓千金
治婦人血瘕心腹積聚産乳餘疾絶生小腹堅滿
貫臍中熱腰背痛小便不利大便難不下食有伏
蟲臚脹癰疽腫久寒留熱胃脘有邪氣方
半夏一兩六銖　石膏　藜蘆

牡蒙　蓯蓉各十八銖　桂心
乾薑各一兩　烏喙五錢　巴豆六十粒研如膏
右九味為末蜜丸如小豆大每服二丸日三并治男子疝病血瘕積聚而致臚脹且見症雜合不得不用雜合以治之方中半夏滌痰石膏清熱藜蘆涌吐牡蒙散邪蓯蓉鹹潤桂心温血乾薑温氣烏喙破瘕巴豆攻積藥雖峻而所服最少久積之瘕勢在漸磨故用峻劑緩攻深得治瘕之奥疝症乃寒溼結聚而成治亦不外乎温散破積故亦可通

治

桂枝茯苓圓　金匱

治婦人宿有癥病經斷未及三月而得漏下不止胎動在臍上者為癥痼害妊娠六月動者前三月經水利時胎也下血者後斷三月衃也所以血不止者其癥不去故也當下其癥此丸主之

桂枝　牡丹皮　茯苓
桃仁去皮熬　芍藥各等分

右五味為末蜜丸如兎屎大每日食前服一丸不

知加至三丸

此方桂枝芍藥為一陰一陽茯苓丹皮為一氣一血桃仁逐宿瘀而不傷新合而成方所以為調和陰陽氣血去舊生新緩治之良法也

破積烏頭圓 千金

治婦人心腹積聚氣悶脹疝瘕內傷瘀血産乳餘疾及諸不足勞氣食氣胃滿吐逆其病頭重結痛小便赤黃大下氣方

烏頭　黃芩　巴豆各五錢

半夏三兩　大黃八兩　戎鹽一兩五錢
䗪蟲　桂心　苦參各十八銖
人參　硝石各一兩

右十一味為末以白蜜青牛膽拌和搗三萬槌丸如梧子大隔宿勿食酒服五丸安卧須臾當下下黃者小腹積也青者疝也白者內風也如水者留飲也青如粥汁膈上邪氣也血如腐肉者傷也赤如血者產乳餘疾也如蟲嚙者蠱也既下必渴渴飲粥湯饑食稀糜三日後當溫食食必肥濃三十

日平復

勞氣食氣逆氣而挾瘀積苟非迅雷疾擊則與養癰何異烏頭巴豆之辛烈不得苦參大黃不能直搗長驅桂心佐䗪蟲以破積血黃芩佐半夏以除積痰戎鹽佐硝以攻積水人參統領諸藥為之主帥服後觀其所下過半便與糜粥調養經謂大積大聚其可犯耶衰其大半而止過則死毋犯此三字

大黃圓 千金

治女子帶下諸病

大黃（蒸三斗米下）　附子　茯苓

牡蒙　牡丹　桔梗

葶藶（各三兩）　厚樸　芎藭

人參　當歸　䗪蟲

蜀椒　吳茱萸　柴胡

乾薑　桂心（各五錢）　細辛（二兩五錢）

右十八味為末蜜丸如梧子大空心酒服二丸不知加之以腹中溫溫為度（一本有麻子澤蘭無蜀椒葶藶）

風從上受則為喘為嗽風從下入則為帶為崩是以千金治經候崩帶之疾必用杜風滌垢之味參入辛溫散結劑中世都莫解其故此方與當歸圓牡蒙圓大都相類惟彼用水蛭䗪蟲此用人參樸硝且大黃附子同用無堅不破蓋以一專破血一專滌垢所以畧更一二便易方名

又方 千金

治帶下百病無子服藥十四日下血二十日下長蟲及青黃汁出三十日病除五十日肥白方

大黃破如豆粒熬令黑色　柴胡　樸硝各一觔
芎藭五兩　乾薑　蜀椒各一觔
茯苓如雞子大一枚
右七味為末蜜丸如梧子大先食米飲下七丸不知加至十丸以知為度
此方即於女子帶下方中裁去其半加樸硝專為滌垢服後見功可計日而待得非味減力專之驗歟

地血散扁鵲方

治婦人心血間有熱飲食不減起居如常但發煩熱

茜草　當歸　白芍

烏梅　柴胡　知母各等分

右六味杵為散每服五錢加生薑三片水煎温服

皺血丸局方

治婦人血海虛冷百病變生氣血不調時發寒熱或下血過多或久閉不通崩中不止帶下赤白癥瘕癖塊攻刺疼痛小腹緊滿脇肋脹痛腰重脚弱

面黃體虛飲食減少漸成勞怯及經脈不調胎氣
多損胎前產後一切病患無不治療
熟地黃　甘菊去心蒂梗　茴香去子
當歸身　延胡索炒　赤芍藥
桂心　蒲黃取淨粉焙　蓬朮
牛膝　香附炒去毛酒浸三日焙各三兩
右十一味為末用細黑豆一升醋煑候乾為末再
入末醋三碗煑二碗為糊和丸如梧子大每服二
十丸温酒或醋湯下血氣攻刺煨薑湯下癥瘕絞

痛當歸酒下忌鴨肉羊血
方以皺血命名取醋之酸引藥歸宿子臟以收攝
精氣也蓋血海之虛寒皆緣肝臟生陽氣衰不能
宣散濁陰而致子臟不淨子臟不淨烏能攝精而
成胎息乎故立方專以推陳致新為綱旨是以清
熱散瘀之藥反過於歸地桂芎等味使子臟安和
生生之機不竭矣大抵婦人之百病變生總屬氣
血不調即寒熱虛怯經閉崩中靡不因血海不淨
所致其妙用尤在醋煮烏豆以血得酸則斂不致

滑脫瘀得辛則散不致留畜更慮陰寒內結勢必虛陽上浮故用菊花以清在上之虛陽冷積胞門勢必熱留經隧又需牛膝赤芍輩以祛在經之積熱與秦桂丸中用厚樸秦艽白薇沙參之意不殊良工苦心非深究其旨何以獲先哲立方之意哉但服此而得坤儀者良由純屬血藥血偏旺而氣偏餒是不能無陰勝之過宜於方中增入人參一味或等分或倍加隨質而助陽和之力鼓氤氳之氣為乾道之基未始其為不可也

伏龍肝湯丸

治胎前下痢產後不止及元氣大虛內有瘀積小腹急痛不勝攻擊者

炮黑查肉一兩　熬枯黑糖二兩

右二味一半為丸一半為末用伏龍肝二兩煎湯代水煎末二錢送前丸二錢日三夜二服氣虛加人參二三錢以駕馭之虛寒者加炮薑肉桂茯苓甘草兼感風寒加葱白香豉膈氣不舒磨沉香汁數匙調服

健脾異功丸

治婦女脾胃失調飲食不運面目痿黃肌膚消瘦

人參去蘆一兩　神麴炒一兩　於朮東壁土炒三兩

白茯苓飯上蒸　廣皮飯上蒸　半夏薑汁炒

薏苡仁炒　五穀蟲新瓦焙　山藥炒黃

雞肫皮新瓦焙各二兩　甘草蜜炙五錢　枳殼麩炒一兩五錢

澤瀉鹽水炒　穀芽炒香各一兩　兔絲餅

右十五味各製為細末水法為丸如菉豆大每晚

白湯送下二錢

加味養榮丸

治婦女脚氣心虛血少怔忡心悸肝脾不足調經

養血非此不效

當歸身酒洗焙三兩　白茯神人乳蒸　玉竹焙

白芍酒炒　酸棗仁炒熟　丹參酒炒

遠志肉甘草湯焙　柏子仁　川續斷酒炒

杜仲鹽水炒　鬱金　女貞實蜜拌蒸各二兩

橘紅飯上蒸一兩　秦艽酒炒一兩五錢　鈎藤鈎四兩同石斛熬

右十五味各製為細末用釵石斛一觔同鈎藤鈎

四兩熬膏和丸如豌豆大每早白湯送下三錢

椒仁丸

治婦人先因經水斷絶後至四肢浮腫小便不利血化為水名曰血分此丸主之

椒仁炒黑　甘遂去心麪裹煨　續隨子去油淨

附子炮　郁李仁去皮　黑牽牛取頭末

五靈脂酒研去砂土　當歸　吳茱萸揀淨湯炮炒

延胡索各五錢　蚖青十枚去足糯米炒　芫花醋炒二錢

膽礬　白砒各一錢　石膏三錢

右十五味為細末麴糊為丸如豌豆大每服一丸

空心橘皮湯下

人參丸

治月經不利血化為水四肢浮腫亦名血分

人參　當歸　大黄酒蒸

瞿麥穗　赤芍藥　赤茯苓

肉桂各二兩　苦葶藶熬一兩

右八味為末煉白蜜為丸如梧子大每服十五丸

空腹米飲下

葶藶丸

治先因小便不利後至四肢浮腫名曰水分

甜葶藶隔紙焙　續隨子去油淨各五錢　乾笋末一兩

右三味為末煮紅棗肉為丸如梧子大每服七丸

煎扁蓄湯送下大便利者禁用

麴蘖烏梅圓千金

治婦人欲痢輒先心痛腹脹滿日夜五六十行方

石榴皮　麴各八兩　黄蘖一作麥蘖

烏梅肉　黄連　艾葉各一兩

防己二兩一作防風　阿膠　乾薑各三兩
附子五兩
右十味爲末蜜和丸如梧子大飲服二十丸日三
漸加至三四十丸
下痢腹脹濁陰內結也非薑附無以散之欲痢輒先心痛澀熱泛溢也非連柏無以折之濁澀阻滯非防麴無以泄之血液不守非膠艾無以安之津液脱亡非梅榴無以固之然須蜜丸款留藥質於中非特津液可禦而薑附之性亦不至於驟發庶

腹中之寒熱和而滯下瘳矣

抑陰地黃圓

徽州靈巫張擴頃年緣事在推勘院有王醫者曰夜與之稔熟口傳此方渠甚秘之予後得此方以治婦人疾不可勝數且欲廣行不敢自秘尋常氣血凝滯疼痛之症數服便效有一師尼患惡風體倦乍寒乍熱面赤心煩或時自汗是時疫氣大行醫作傷寒治之以大小柴胡湯雜進數日病劇予診曰三部無寒邪脈但厥陰脈弦長而上出魚際

宜服抑陰等藥予製此九服之立愈
生地黄二兩　赤芍一兩　柴胡
秦艽　黄芩各五錢
右五味為細末煉蜜圓如桐子大每服三十圓烏
梅湯下日三服
心按此方治肝經鬱熱頗佳內經云肝為擺極之
本而木喜風搖方中以地黄為君滋養肝血以赤
芍為臣以通血滯以柴胡秦艽為佐而順肝木條
達之性以黄芩為使而清肝經內鬱之熱與逍遥

散同意婦人多肝鬱之症而此方之用處亦頗多

琥珀散

治婦人月經壅滯每發心腹臍間疠痛不可忍及

治產後惡露不快血上搶心迷悶不省氣絕欲死

三稜醋炒　莪朮醋炒　赤芍

劉寄奴　丹皮　官桂

熟地黃　菊花　蒲黃炒

當歸各一兩

右十味前五味用烏豆一升生薑半觔切片米醋

四升同煮豆爛為度焙乾入後五味為末每服二錢温酒調下空心食前服一方不用菊花蒲黄用烏藥延胡索亦佳

徐洄溪云此予家之秘方也若是尋常血氣痛只一服産後血衝心二服便下常服尤佳予前後救人急切不少此藥易合宜多合以救人

心按方名琥珀散而方中又無琥珀不無可疑或者各藥製炒之後其色或如琥珀方名亦或因此而立歟

虎杖散

治婦人諸般淋症

苦杖根俗呼為杜牛膝多取淨洗碎之以一合用水五盞煎一盞去渣用麝香乳香各少許研調温服

芎羗散

婦人患頭風者十居其五每發必掉眩如在車舟上蓋因血虛肝有風邪襲之也素問云徇蒙招揺目眩耳聾上實下虛過在足少陽厥陰甚則歸肝即謂此也予嘗處此方授人其效比他藥尤捷

川芎一兩　當歸三分　羌活
旋覆花　蔓荊子　細辛
石膏　藁本　荊芥穗
半夏麴炒　防風　熟地黄
甘草各五錢
右十三味杵為散每服一錢水一大鍾薑三片同
煎至七分去渣不拘時温服

醋煎散

治經行少腹結痛産後惡露不行

三稜　蓬朮　香附
烏藥　赤芍　甘草
肉桂各等分

右七味通用醋炒爲散每服三錢空心砂糖湯調服

蘆薈丸

治肝疳口舌生瘡牙齦腐爛遍體生瘡婦人熱結經閉成塊上衝梗痛

蘆薈　青黛　硃砂研飛淨各三錢

麝香一錢　夫皂莢去皮弦子一兩　乾蟾一兩同皂莢燒

右六味為細末蒸餅糊為丸如麻子大每服三五十丸空心米湯下

紅藍花酒金匱

治婦人六十二種風腹中血氣刺痛

紅藍花一兩　酒一大升

右煎減半頓服一半未止再服

黃芩散

治婦人陰脫方

黄芩　蝟皮　當歸各五錢

芍藥　牡蠣　竹皮各二兩五錢

狐莖一具千金翼用松皮

右七味治下篩飲服方寸匕日三禁舉重房勞冷食

硫黄散

治同前

硫黄　烏賊骨各五錢　五味子三錢

右三味治下篩以粉其上良日再三粉之

當歸散

治同前

當歸 黄芩各二兩 蝟皮五錢

牡蠣二兩五錢 芍藥一兩六銖

右五味治下篩酒服方寸匕日三服禁舉重良

礬石丸金匱

治經水閉不利臟堅癖不止中有乾血下白物

礬石三分燒 杏仁一分

右二味末之煉蜜丸如棗核大内臟中劇者再内之

蛇床子散金匱

治婦人陰寒溫陰中坐藥

蛇床子一味末之以白粉少許和合相得如棗大綿

裹内之自然溫

陰挺塞藥

治陰下挺出方

蜀　椒廣濟方不用　烏　頭　白　芨各五錢

右三味為末以方寸匕綿裹内陰中入三寸腹中

熱易之日一度明旦乃復著七日愈

青囊集要卷七目録

阿膠散

安神丸

辰砂散

貼顖法

菖蒲丸

羚羊角丸

加減腎氣丸

香砂助胃膏

肥兒丸

雄黄散
馬鳴散
加味陷胸丸
褊銀丸
大青膏
大清膏
蟬蜕鈎藤散
史君子圓
利驚錠子

犀角丸
生肌散
仙傳延壽丹
文蛤散
青黛散
捻頭圓
當歸丸
止汗散
粉撲法

安蟲散
白玉散
百祥丸
宣風散
加味四聖散
獨聖散
陳氏木香散
陳氏異功散
參芪四聖散

牛李膏

棗變百祥丸

周天散

白花蛇散

椒梅丸

豬尾膏

透肌散

二寶散

豆蔻丸

薫穢散
辟穢香
珍珠散
三仙散
拔疔散
四寶丹
四聖丸
痘後餘毒方
又方

天真膏

犀角解毒化痰丸

石斛清胃散

奪命丹

犀角解毒丸

青囊集要卷七

南海普陀山僧心禪輯
傳徒僧大智
大延仝校
門人王學聖

小兒方

瀉青丸

治肝經實熱急驚搐搦

羌活　大黄　芎藭

龍膽草　當歸　防風各等分

右六味爲末煉蜜爲丸如芡實大每服半丸竹葉湯入砂糖化下

生犀散

治心經虚熱

地骨皮　赤芍藥　柴胡

乾葛各一兩　甘草五錢　犀角二錢鎊主風熱

驚癇鎮肝除心熱

右六味杵爲散每服一二錢水煎服

丹溪云犀角痘後用以散餘毒無毒而血虛者非宜

導赤散

治小腸實熱大小便秘小便赤

生地黄　木通　甘草各等分

右三味杵為散每服一錢入淡竹葉涼心經水煎服

瀉黄散

治脾胃實熱

藿香葉　甘草各七錢五分　石膏五錢

山梔仁一兩　防風三兩

右五味用蜜酒微炒為末每服一二錢水煎服

異功散

治脾胃虛弱吐瀉不食

人參　茯苓　白朮土炒

甘草炒　陳皮各等分

右五味杵為散每服三錢薑二片棗二枚水煎服

益黃散

治脾土虛寒嘔吐泄瀉

陳皮　青皮　丁香各二錢

訶子肉五錢　甘草炙三錢

右五味杵為散每服一二錢水煎服

瀉白散

治肺經實熱咳嗽痰喘

桑根白皮炒　地骨皮各一兩　甘草炙五錢

右三味杵為散每服一二錢入糯米百粒水煎服

阿膠散

治肺虛咳嗽口乾作渴

阿膠一兩蛤粉炒　甘草炙一錢　馬兜鈴五錢
糯米一兩　杏仁七粒去皮尖　鼠粘子二錢五分
右六味杵為散每服二錢水煎服

安神丸

治邪熱驚啼心肝壯熱面黃頰赤
麥門冬去心焙　牙硝　白茯苓
乾山藥　寒水石　甘草各五錢
硃砂一兩　龍腦二分五釐
右八味為末煉蜜為丸如芡實大每服半丸砂糖

水化下

辰砂散

治初生月内小兒胎火胎驚氣盛壯熱臍風撮口及牙齦堅硬不能吮乳俗名芒芽者將此藥少許用乳汁調塗母乳頭上令兒含吮以愈爲度或蘸於箸頭上含吮亦可

辰砂三錢　硼砂　馬牙硝各一錢五分

元明粉二錢　蝎尾去勾　濂珠各一錢

麝香三分

右七味共研極細末磁瓶收貯以蠟封口不可泄氣

貼顖法

治百日内嬰兒發搐

麝香一分 蠍尾 蜈蚣炙去足各五分

牛黄三分 青黛三分 薄荷葉三分

右六味除牛黄先搗蠍尾等五味各取淨末再入牛黄細研煮紅棗肉和成膏塗綿貼顖上四邊畧出一指以手烘煖頻頻熨之

菖蒲丸

治心氣不足不能言語

石菖蒲　赤茯苓各三錢　人參五錢

丹參二錢　天門冬烘熱去心切焙　麥門冬去心

遠志肉甘草製　甘草炙各一錢

右八味為末蜜丸如赤豆大硃砂為衣每服二三十丸空心燈心湯下

羚羊角丸

治行遲

羚羊角鎊　虎脛骨醋炙黄　生地黄焙
酸棗仁　白茯苓各五錢　肉桂
防風　當歸　黄芪各二錢五分
右九味為末煉蜜為丸如皀子大每服一丸空心
白湯下
加減腎氣丸金匱
治脾腎虚腰重脚輕小便不利或肚腹腫脹四肢
浮腫喘急痰盛已成蠱者多因脾胃虚弱治失其
宜元氣復傷而變非此藥不救

白茯苓三兩　山茰肉　山藥
丹皮各一兩　熟地黃四兩搗碎酒拌杵膏
右五味為末和地黃膏加煉蜜杵為丸如桐子大
每服一二十丸空心米湯下

香砂助胃膏

治胃寒吐瀉乳食不化
人參　白朮炒　白茯苓各五錢
甘草炙　丁香各一錢　砂仁四十粒
白豆蔻十四粒　肉豆蔻四粒　乾山藥一兩

右九味為末煉蜜為丸如芡實大每服二三丸米
飲化服
肥兒丸
治小兒食積五疳頸項結核頭髮稀疎發熱口乾
黄瘦肚大口臭飡泥消蟲進食
神麯炒　胡黄連　麥芽炒各五錢
肉豆蔻麵裹煨去油二錢半　檳榔去臍一枚　廣木香一錢
史君子去殼二錢五分
右七味為末蒸餅為丸如黍米大每服一錢三歲

以上者服二錢米飲下

奇效肥兒茶

治小兒一切脾虛疳積面黄體瘦飲食減少身熱肚大等症

潞黨參　甘　草炙　川黄連

白朮炒焦各三兩　建神麯　麥　芽炒焦

青皮　史君子去殼　廣木香

胡黄連各五兩　檳　榔一兩五錢　廣陳皮一兩

右十二味共研細末煉蜜為丸每重一錢食前米

飲化下

健脾肥兒丸

治痳疹後失調脾胃不和體瘦氣虛或成疳疾或為泄瀉等症

人參　橘紅　廣皮各五錢

黃芪蜜炙　白扁豆炒　白朮米泔浸炒

山藥　白茯苓各一兩　當歸

百合各八錢　白芍酒炒　地骨皮

甘草炙各六錢　黃連薑汁炒三錢　山查肉炒焦

神麴炒各二兩

右十六味共為細末煉蜜為丸如彈子大每食遠用白湯化服一丸

加味平胃散

治小兒吐乳吐食泄瀉傷寒等症

蒼术八分　芍藥一錢　白术一錢

神麴　陳皮　厚樸各五分

白芷　甘草各三分

右八味杵為散每服一錢人參湯調服日二

一吐瀉兼作者木香湯下

一飲食不思山查湯下

一煩躁口渴麥冬湯下

一二便不利木通湯下

一夜啼不止延胡索青皮湯下

一腹痛不止芍藥花粉湯下

一一切雜症俱用米湯下

健脾消積丸

治小兒脾虛疳積面黄體瘦殺蟲退熱一切積滯

等症

潞黨參　茯苓　穀芽炒香

山查肉炒焦　廣皮　麥芽炒焦

厚樸薑汁炒　冬朮炒　芡實炒各四兩

檳榔　山藥　雷丸

枳殼炒焦　胡黄連各二兩　乾蟾五枚

雞内金二兩五錢　川連一兩　建神麯五兩

扁豆炒　使君子去殼各三兩

右二十味共為細末煉蜜為丸如梧子大每服三

錢空心米湯送下

蘆薈丸

治小兒五疳十積脾虛肝熱

蘆薈　生地黃　茯苓

陳皮　潞黨參　胡黃連

莪朮醋炒　京三稜醋炒　生穀芽

白芍酒炒　當歸身　川楝子各二兩

川連薑汁炒　龍膽草　青黛各二錢

建神麴八錢　使君子去殼　冬朮炒各五錢

乾蟾一隻

右十九味共為細末水泛為丸每服二錢空心米飲湯下

九味蘆薈丸

治肝脾疳積體瘦熱渴大便秘結或瘰癧結核耳内生瘡等症

蘆薈　胡黃連　川黃連
木香　蕪荑炒　青皮
雷丸　鶴虱各一兩　麝香三錢

右九味為末蒸餅糊丸如麻子大每服一二錢空
心白湯下
木香丸
治冷痞
木香　青黛　檳榔
肉豆蔻　麝香各一錢五分　續隨子一兩去油
乾蟾三隻
右七味為末煉蜜為丸如菉豆大每服三五丸煎
薄荷湯送下

如聖丸

治冷熱疳瀉

使君子一兩取肉　胡黃連　川黃連

白蕪荑炒各二兩五錢　麝香五分另研　乾蟾五隻酒煮杵膏

右六味先以五味為末後入乾蟾膏杵和為丸如

麻子大每服一二十丸人參湯送下

消積丸

治小兒吐瀉大便酸臭此由小兒啼哭未盡以乳

與之傳積不化

丁香九粒去油　縮砂仁十三粒　烏梅肉二箇
巴豆二粒去皮膜心油淨
右四味爲細末麪糊爲丸如黍米大三歲以上服
五丸三歲以下服二三丸温湯或米飲下
調中圓
治小兒久傷脾胃腹脹
乾薑　橘紅　白朮
茯苓　木香　縮砂仁
官桂　良薑各等分

右七味為細末稀糊為圓如麻子大每服二十圓加至三十圓食後溫水送下

胡黃連丸

治熱疳

胡黃連　川黃連各五錢　硃砂二錢另研

右三味為末填入猪膽内以線扎縶懸掛銚中淡漿水煮數沸取出研細入蘆薈麝香各二錢再研極勻米飯和丸如麻子大每服一二十丸米飲下

金蟾丸

治小兒面色痿黃飲食不甘腹膨食積潮熱煩渴
諸疳瀉痢等症

乾蟾一兩五錢　雞內金一兩　川楝子
建神麯　砂仁　胡黃連
青蒿　陳皮　大麥芽炒焦
甘草炙各二兩　山查肉炒焦三兩

右十一味共為細末煉蜜為丸每重一錢空心米
飲化下一丸

蟾蜍丸

治無辜疳症一服虚熱退二服煩渴止三服瀉痢愈其效如神

蟾蜍一枚夏月溝渠中取腹大不跳不鳴身多癩者

右取糞蛆一杓置桶中以尿浸之卻將蟾蜍跌死投與蛆食一晝夜用布袋盛蛆置急流中一宿取起瓦上焙乾為末入麝香一字研勻粳米飯和搗為丸如麻子大每服二三十丸空心米飲下

兑金丸

治小兒五疳積滯腹膨泄瀉蟲痛血結小便如泔

頭疼身熱肌體瘦弱髮落皮焦眼生翳膜好食泥
炭生物面黃腹痞等症

雲茯苓二兩　巴豆霜六錢

右二味共研和為丸分為四服用辰砂雄黃青黛各飛淨一錢為衣每丸重一分一歲一丸米飲下按歲加之病愈即止不宜多服忌魚腥油膩生冷麪豆等物

消疳無價散

治小兒疳積雖至眼瞎亦可復明神效之至

石决明煅一兩五錢　滑石飛淨　海螵蛸煅去殼各五錢

雄黄飛淨二錢　硃砂飛淨一錢　氷片五分

蘆甘石童便浸一日夜煅透水飛淨五錢

右七味共為細末量兒大小或三四分或五六分用雞肝一具不可落水竹刀切破上開下聯入藥在内用線紮好加米泔水入砂罐内煮熟連湯食之

消疳丸

治小兒嗜食無厭泄瀉無度肚大青筋肢體羸瘦

面目浮腫夜發潮熱身體瘦弱垂死者但能食進瀉止肌肉自漸而生小兒周歲以後乳食夾雜最易成疳令常服此丸脾胃調和飲食無滯可免成疳或母乳少令兒糕餅雜進亦多致成疳亦令服此此丸大和脾胃生氣血多服有益無病真妙方也

蒼　朮米泔浸去皮麻油炒　白　朮土炒　釵石斛

當　歸酒洗　白　芍酒炒　麥　冬去心

薏　仁　山查肉炒去核　神　麯炒

麥芽炒　半夏麯炒　枳殼麸炒
蘿蔔子炒　陳皮　厚樸薑汁炒
史君子去殼　茯苓　檳榔
黃芪蜜炙各一兩　青皮　莪朮
木香　砂仁各五錢
右二十三味為細末煉蜜為丸如彈子大每服一
丸米湯化服

芎樸圓

治小兒疳瘦瀉白水腹膨脹

芎藭　厚樸各一兩　白朮五錢

右三味為細末煉蜜圓如小彈子大每服一圓米飲化下小兒三歲以下只可服半圓

萬靈膏

治小兒疳瘦腹脹水瀉多消

香附一兩　青皮　黃連

桂心　巴豆去油　砂仁

肉果麪裹煨熟各五錢

右七味為末醋糊丸如黍米大每服三五丸重者

七丸白温湯下

育嬰丹

治小兒面黃肚大青筋作瀉及五疳諸積健脾進食

硃砂飛淨一錢心疳用之　赤石脂火煆一錢脾疳之用　青黛一錢肝疳用之

牡蠣一錢火煆腎疳用之　寒水石一錢用泥罐上下蓋定火煆肺疳用之

上好白蠟一兩二錢入銚頓化傾入碗内七次

右六味先將白蠟研細後加各經引藥研細分作十服每用雞子一枚開一小孔去黃留清入藥一

服攪匀以紙封口或蒸或煨任意食之酒飯無忌

蝎稍圓

治小兒脾虛氣弱吐利生風昏困嗜卧或潮熱如驚搐

全蝎 微炒 白附子 煨製各五錢 明硫黄 一兩 半夏 一兩切片薑汁製焙乾

右四味為細末薑汁圓如麻子大每服三十丸荊芥湯下更看兒之大小加减服

紫丸 千金

治小兒變蒸發熱不解并挾傷寒溼熱汗後熱不歇及腹中有痰癖哺乳不進乳則吐哯食癎先寒後熱

赤石脂　代赭石各一兩　巴豆三十粒去油

杏仁五十枚去皮尖

右四味為末加蜜少許密器中收三十日兒服麻子大一丸與少乳令下食頃後與乳勿令多至半日當小下熱除百日兒服如小豆大一丸夏月多熱善令發疹慎用紫丸無所不療雖下不虛人

治小兒變蒸中挾時行温病或非變蒸時而得時行者

黑散千金

麻黄浄末 杏仁別研各二錢 大黄浄末一錢

右三味和勻貯密器中一日兒服小豆大一枚以乳汁和服抱令得汗汗出温粉粉之勿見風百日兒服棗核大一枚温粉方用龍骨牡蠣各煆為細末取淨三錢入生黄芪末三錢和粳米粉一兩稀絹包緩緩樸之

鈎藤散

治胎驚夜啼

鈎藤鈎　茯神　茯苓

川芎　木香　芍藥

當歸各一錢　甘草炙五分

右八味爲散每服一錢七八薑棗煎服心經有熱面赤去木香加硃砂少許驚搐加蠍尾五分

至寶丹又名小牛黄丸

治小兒一切風寒發熱痰滯停食及急驚風等症

犀牛黄三分另研 天麻三錢 麝香一分去毛淨研
桔梗二錢 殭蠶三錢 橘紅三錢
全蝎一錢洗淡酒炒 生半夏二錢 蟬衣二錢
廣鬱金二錢 茯神三錢 蘇薄荷四錢
遠志三錢去心 枳殼五錢 甘草一錢
右十五味曬研各為細末稱準分兩和匀共研極細另加鈎藤鈎一兩煎汁再加黑沙糖五錢煎水濾淨搗和為丸如芡實大一料約一百五十丸漂淨硃砂為衣外滾赤金箔三十張修合必要選日

虔誠齋戒忌雞犬婦人見之

蘭香散

治鼻疳赤爛及癘風證

蘭香葉二錢即香草　銅綠　輕粉各五分

右三味為細末患處溼則燥糝乾者香油調敷

白粉散

治諸疳瘡

海螵蛸三分　白芨二分　輕粉一分

右三味為細末先用漿水洗淨患處拭乾糝之

柳華散

治熱毒口瘡

黄柏炒　蒲黄　青黛

人中白煅各等分

右四味共為細末敷患處

雄黄散

治痘後牙齦生疳蝕瘡

雄黄一錢　銅緑二錢

右二味同研細量瘡大小乾糝其上

馬鳴散

治口舌生瘡痘後疳爛

人中白煅一錢　蠶退紙如無殭蠶代之　五倍子生半煅半

白礬生半枯半　硼砂生半煅半各五分

右五味為細末先以青布蘸水拭淨用鵞翎管吹口中患處

加味陷胸丸

治痰積痞滿疳熱喘嗽

黄連薑汁炒　半夏薑製　括蔞實

焰硝各三錢 輕粉二錢五分 滑石飛淨一兩

右六味為末煉白蜜為丸如芡實大大兒五六丸周歲兒一丸沸湯調化服

褊銀丸

治風涎膈熱及乳食不消腹脹喘促

巴豆 水銀各五錢 京墨八錢火燒醋淬研

麝香五分另研 黑鉛二錢五分與水銀同炒結砂子

右五味加工研極細末陳粳米煮粥為丸如菉豆大每服二三丸薄荷湯下

大青膏

治傷風吐瀉身温氣熱驚搐

天　麻　青　黛各一錢　白附子

乾　蝎去毒　烏梢蛇去頭尾用肉酒浸焙　硃　砂

天竺黄各二錢　麝　香二分

右八味為末生白蜜和膏每服一豆許月中兒用半粒薄荷湯調下

大清膏扁鵲神方

治小兒吐瀉後成慢驚脾虚發搐或斑疹後發搐

烏梢蛇去頭尾酒浸炙　全蝎十枚去頭足　蜈蚣五條去頭足炙

青黛　丁香　木香

川附子製各五錢　白附子麪包煨熟一兩　鍾乳火煅研極細水飛淨五錢

右九味為細末蜜丸如龍眼大每服一丸白湯下

連進二服立瘥甚者灸中脘五十壯

蟬蛻鈎藤散

治肚疼驚啼

鈎藤　天麻　茯苓

芎藭　白芍各二錢　甘草

蟬蛻各一錢

右七味杵爲散每服一錢燈心煎湯下

史君子圓一名青金丹

治小兒一切驚疳食積風癎之証極效

史君子去殼五十枚燒存性　京墨棗大一塊煆存性　金銀箔各五片

膩粉二分

右四味先將史君子肉與京墨二味研細次入金

銀箔再研次入膩粉加麝香少許研令極細勻稀

麪糊圓如桐子大陰乾每服一圓薄荷湯化下一歲以下兒服半圓鄉里有一士人家貨此藥日得數千錢已百餘年矣

利驚錠子 駢文

治小兒驚風搐搦

天竺黃三錢 青黛 輕粉各一錢 黑牽牛取頭末五錢

右四味共為細末和煉蜜搗成錠子用薄荷湯調敷胸口 煉蜜為丸如豌豆大每歲服一丸薄荷湯化服名利驚丸治急驚風

涼驚錠子 駢文

治小兒一切驚風

龍膽草　防風　青黛各三錢

麝香二分　鈎藤三錢　黄連五分

氷片三分

右七味共研細末麪糊和擣爲錠曬乾磁瓶收貯

勿令泄氣每用一錠金銀花湯調敷胸口

保命散 秘方

治小兒一切急慢驚風痰涎湧塞手足抽掣目直

神昏夜啼晝倦吐乳瀉白種種惡症

礞石煅 天麻麪裹煨各三錢 膽星

白附子 蟬蛻 殭蠶薑汁炒

茯苓 茯神 皂角

防風各二錢 天竺黄 橘紅

甘草 薄荷 硃砂各一錢

全蝎十枚酒洗焙 琥珀五分 冰片

麝香 珍珠 西牛黄各三分

右二十一味杵為散和勻每服一二分或用神麯

糊丸如麻子大每服一二十丸量兒大小加減鈎藤一錢薄荷三分泡湯下凡小兒有病即宜少與乳食若是驚風即宜斷乳如欲食與米飲一勺如必欲食乳須先將乳擠空然後以空乳令吮否則乳食下喉即成頑痰雖神丹無益候少安漸與乳可也

辰砂膏

治小兒口禁目閉啼聲不出吐乳不化

辰砂　牙硝各一錢　硼砂

全蝎各五分　珍珠　麝香各三分

右六味共為細末入生白蜜研膏每用豆大許薄荷湯調下

羌活散即人參羌活散

治傷寒驚熱

羌活　獨活　柴胡

前胡　川芎　茯苓

桔梗　枳殼　廣皮

天麻　人參各等分　甘草減半

右十二味杵爲散每服一二錢加生薑一片薄荷五葉煎去滓稍熱服取微汗即效

奪命丹

治小兒風搐痰氣急慢二驚如神

西牛黄　青　黛　甘　草各一錢

鬱　金　明天麻　白殭蠶

白附子　全　蝎去頭足　茯　神

蟬　蜕去頭足　陳膽星各二錢　鈎藤鈎

桔　梗　硃　砂各五分

右十四味為細末蜜丸如芡實大用金箔三十張
為衣每服一丸金銀花煎湯調服

抱龍丸局方

治小兒急驚風

陳膽星一兩　天竺黃三錢　雄黃
辰砂各一錢半留半為衣　麝香五分另研

右五味為末甘草湯為丸如皂角子大辰砂為衣
每服一丸薄荷湯化服服後嘔吐稠痰即愈如痘
疹後發驚去辰砂易琥珀三錢

牛黃抱龍丸

治小兒諸驚四時疫癘邪熱內盛煩躁神昏痰喘氣急瘡疹發搐等症

珍珠　西牛黃各三錢　川貝母

陳膽星　明天麻麪裹煨　天竺黃

枳殼各一兩五錢　沉香一兩二錢　琥珀

陳皮　防風　明雄黃各一兩飛淨

木香八錢五分　硃砂飛淨七錢　全蠍去毒八十五枚

殭蠶薑汁炒一百廿八枚　金箔一百頁

右十七味共研細末量加白蜜為丸每重三分三

釐外用蠟殼護封臨用去殼薄荷湯化服

十全抱龍丸

治小兒一切内熱溼熱神志不甯咳嗽痰喘及驚

風發搐嘔吐乳食等症

珍　珠三錢　川貝母　明天麻煨各一兩五錢

麝　香二錢五分　石菖蒲七錢五分　琥　珀

陳　皮　防　風　明雄黄水飛各一兩

沉　香一兩二錢　硃　砂水飛七錢　木　香八錢

鈎藤四兩 陳膽星 枳殼

天竺黃各一兩五錢 殭蠶薑汁炒一百廿六枚 全蝎去毒八十五枚

金箔一百頁

右十九味共為細末量加煉蜜為丸每重二分五釐外用蠟殼封固臨用去殼薄荷湯化下

砂雪丸 扁鵲神方

治小兒急慢驚風俱極神效

青蒿蟲七枚 硃砂研細飛淨 輕粉研各五分

右三味將青蒿蟲搗爛和入輕粉硃砂再研極勻

丸如粟米大一歲一丸用母乳汁調下
歌曰一半硃砂一半雪其功全在青蒿節蟲生節間故云
任是死去能還魂調服須用親娘血
啞驚丹扁鵲神方
治小兒手足瘈瘲兩目上視口噤不能出聲名曰
啞驚乃風痰入絡堵塞竅隧也
天竺黃二錢　陳膽星四錢　明雄黃水飛
殭蠶炒各一錢　琥珀六分　西牛黃
麝香另研各四分

右七味共研細末用甘草鈎藤各一兩煎膏為丸分作四十丸以硃砂一錢飛金箔二十頁為衣每服一丸研碎用薄荷三分燈心十莖煎湯化服神效之極

柳青丸

治小兒驚風清膈化痰降火熱

防風　薄荷　桔梗炒各一兩

甘草炙　青黛飛淨各五錢　冰片四分

右六味為細末蜜丸如梧子大每服一錢薑湯下

硃砂丸

治小兒膈熱消痰定驚

杏仁三十枚去皮　半夏製　辰砂各五錢

右三味為細末蒸餅為丸如梧子大每服十丸或五七丸食後薄荷湯下

秘授珍珠丸

治小兒急慢驚風痰迷心竅夜卧驚悸不安服之即愈此方異人所傳藥品珍貴一切諸症服之皆驗七歲以下每歲一丸驚風加倍男婦大小不拘

年歲量症輕重至三十丸為則日服三次

辰砂飛淨　輕粉各一錢　殭蠶七枚

全蝎三枚

右四味共為細末用青蒿蟲打爛為丸如黍米大

每服十丸薄荷湯下

小兒化痰丸

專治驚風痰疾喘咳氣急潮熱等症

天竺黃八分　川貝母一錢五分　桔梗

陳膽星　廣橘紅　明雄黃

蘇薄荷各一錢　全　蝎二分　殭　蠶一錢炒斷絲

辰　砂五錢飛淨

右十味共研細末煉蜜為丸辰砂為衣每重一分

六鞏薄荷湯化下

鼈甲丸

治小兒無辜疳因浣衣夜露被無辜落羽所污有蟲入於毛閒致令小兒腦後項邊生核如彈丸在肉裏推之則動軟而不痛久則蟲化入於臟腑令兒羸瘦壯熱便膿血頭骨裂縫肢體生瘡宜服此

夜明砂淨微炒　鼈甲醋煮令黄去肋　枳殼
黄連各二兩　雄全蝎一枚去毒　訶子生一枚熟一枚
右六味為末入麝香少許煉蜜為丸如菉豆大每
服五丸食後米飲下

醒脾圓

治小兒慢脾風因吐利後虛困昏睡欲生風癇
厚樸薑汁炒　白朮土炒　舶上硫黄
天麻煨各五錢　全蝎去毒　防風
人參　官桂各一錢

右八味為細末酒浸蒸餅和圓如雞頭子大每服一圓搥研温米飲送下

五色丸

治五般癇症

硃砂　珍珠各五錢　水銀

雄黄各一錢　黑鉛三兩同水銀炒結成砂子

右五味研極細末煉蜜為丸如麻子大每服三四丸金銀花薄荷各五分煎湯送下

斷癇丹

治瘤差後變症不止

黃芪蜜炙　鈎藤　細辛

甘草炙，各五錢　蛇蜕三寸，酒炙　蟬蜕四枚，去土

牛黃一錢，另研

右七味為末，煮棗肉為丸，如麻子大，每服五七丸，人參湯下

當歸散

治口舌生瘡，牙根毒發，大便秘結

當歸　赤芍各一錢　川芎五分

大　黄三錢　甘　草生五分

右五味杵為散加生薑一片水煎服之

五福化毒丸

治小兒胎毒積熱頭面生瘡咽喉腫痛餘毒上攻口出血涎並治之

黑元參　赤茯苓　桔　梗各二兩

陳膽星　川黄連　馬牙硝

上青黛各一兩　甘　草五錢　潞黨參三兩

辰　砂飛淨三錢

右十味共研細末煉蜜為丸每重二分五釐以金箔二十頁為衣每服一二丸薄荷湯化服或燈心湯亦可

救苦丹

治痧後口瘡牙疳

人中白煅五錢　白殭蠶一錢五分　寒水石井水飛三錢

青黛飛淨五分　冰片一分　牛黄二分

右六味共為細末先以苦茶拭過隨搽患處

二聖散

治痧疹咽喉腫痛不拘新久並治

白殭蠶二錢　苦參三錢

右二味共研細吹之

無比散

治痳後牙疳腐爛

取黄牛糞煆存性入龍腦少許研細吹之

緑袍散

治一切口瘡腐爛

荊芥穗　薄荷　青黛各一錢

玄明粉　硼砂各二錢　甘草一錢五分

百藥煎二錢五分

右七味為細末點舌上令其自化

燒鹽散

治牙疳潰爛

取橡斗大者實鹽滿殼令起鐵絲紮定燒存性以碗

覆地入麝香少許研細敷之

小兒胎熱方　赤水玄珠

治小兒胎熱眼腫赤肚熱啼哭身上紅腫或頭頂

瘡癤耳出膿汁此方神效

鬱金　天花粉　甘草生

乾葛　桔梗　薄荷葉各等分

右六味共為末每服五分或一錢白湯調下仍用艾葉煎湯浸足底以引熱氣下行

胎毒方

胎毒捲皮火奶癬戀眉並皆治之

人中黃三分　川貝母去心研一錢　金銀花二錢

右三味水煎緩服至愈而止或用金銀花八兩川

貝母四兩熬膏調入人中黄二兩每早晚量兒大

小白湯冲服一二匙更妙

犀角丸錢青揄

治胎毒蓐瘡

天竺黄　防風　羚羊角

全蝎酒洗　白殭蠶炒　羗活

明天麻　京墨煆微烟為度　川黄連

犀角　膽南星　麻黄

西牛黄各等分

右十三味為細末蒸餅打糊為丸如芡實大硃砂金箔為衣每服一丸薄荷湯化下

生肌散

治疳蝕不斂膿血雜流

黄連　黄蘗　甘草

五倍子　地骨皮各等分

右五味為散乾糝瘡上

仙傳延壽丹駱潛菴

治小兒胎毒啞口口噤臍風馬牙鵞口重舌木舌

風熱脾熱積熱骨蒸壯熱夜啼火眼翳障一切火
症如神
錦紋大黄十觔
右大黄切片先用白酒或黄酒浸兩晝夜入砂鍋
煮一枝大香取出鋪在板上曬極乾二次三次亦
如之到四製用藁本煎汁浸一晝夜煮曬如前五
製用車前草摘來洗淨瀝水搗汁浸煮曬如前六
製用向東南側柏葉清晨採來水洗搗汁浸煮曬
如前到後三製仍用酒浸煮透曬至九次止曬半

乾便入石臼擣爛為丸或重一分三分一錢二錢三錢看兒大小火症輕重加減用之

文蛤散

治小兒初生奶癬如疥延綿不已

大楓肉　黄柏各五錢　蛇床子二錢五分

枯礬　雄黄各一錢　輕粉一錢三分

右六味共為極細末用臘猪油調搽

青黛散

治小兒奶癬遍身成片睡卧不安搔癢不絶

青黛　黄柏　枯礬

雄黄　百藥煎　硫黄各等分

右六味共研細末溼則乾糝乾者用香油調搽以愈為度

捻頭圓

治小兒小便不通

延胡索　川苦楝子各等分

右二味為細末每服五分或一錢捻頭湯調下量兒大小與之食前服捻頭湯即沸湯中點滴油數

點是

當歸丸

治熱人血分大便秘結三五日不通

當歸五錢　黄連二錢　大黄酒蒸三錢

紫草三錢　甘草一錢

右五味先取當歸紫草熬成膏以三味為細末膏和為丸如彈子大每用一丸水煎三五沸和滓服之不下再服以利為度

止汗散

治睡中多汗

故蒲扇燒存性

為末每服一二錢温酒或烏梅湯調服

按蒲灰止血利小便與蒲黄不異汗即血之液故取曾多沾汗之舊蒲扇燒灰主治睡汗同氣相求之妙世醫都未悟也

粉撲法

治汗出太多不止

黄連　牡蠣粉　貝母各五錢

粳米粉一升

右四味共為細末撲身上

妬乳擦口方

即俗名螳螂子用此藥擦口即愈

元明粉三錢　青黛水飛淨　硼砂各一錢

薄荷五分　冰片一分

右五味同研細擦口內兩頤吐出痰涎一日用四五次自古無螳螂子之病凡小兒變蒸之候每有口內微腫惡乳之時名曰妬乳不治自愈其或不

能坐視則用此方塗口亦易愈也

石南散

治小兒通睛

石南葉一兩　藜蘆三分　瓜蒂七枚

右三味為細末每用少許吹鼻中日三内服牛黄

平肝藥

龜胸丸

治龜胸高起

大黄酒煨　麻黄去節　百合

桑皮（炒薑汁）　木通　枳殼

甜葶藶（微炒）　杏仁（炒黑）　芒硝（各等分）

右九味以七味為細末再以杏仁芒硝同研如脂蜜和丸如芡實大每服一丸葱白湯化下

紫雪散

治小兒赤遊丹毒甚者毒氣入裏肚腹膨脹氣急不乳即宜此藥救之又治傷寒熱燥發狂及外科一切蓄毒在內煩燥口乾恍惚不甯等症

升麻　羚羊角　石膏

寒水石　犀角各一兩　木香
沉香各五錢　甘草生八錢　元參二兩
右九味用水五碗煎至一碗濾清再煎滚投提淨樸硝三兩六錢微火慢煎至水氣將盡欲凝結之時傾入碗內下硃砂氷片各二錢金箔一百頁各乳細和勻頓水內候冷凝成雪大人每用一錢小兒二分十歲者用五分徐徐服之即效病重者加至一錢或用淡竹葉燈心煎湯化服俱可

消毒散

治小兒胎毒蓐瘡神效

石膏　蜜陀僧　雄黃

生大黃

右四味各等分研細芭蕉根搗汁調敷

竹衣乖丸

治小兒胎中遺毒或因父母生楊梅瘡或因其母受孕後多食辛辣厚味蘊熱內盛毒遺於兒令兒生下一二月渾身赤爛無皮膿血淋漓多生瘡毒名曰竹衣乖此方主之

西牛黄三分　硃砂水飛　雄黄水飛各七分

乳香炙去油　没藥炙去油各五分　麝香一分另研

山慈菇一錢

右七味為末蜜丸重三分磁瓶密貯勿使泄氣每日用金銀花湯調服一丸

又外搽方

赤石脂煅　紫甘蔗皮燒炭存性　兒茶各五錢

川黄柏猪膽塗炙七次七錢　菉豆粉炒七分　冰片五分

鑪甘石煅過淬入黄連汁內三次童便內四次一兩

右七味共研細末用麻油入雞子黄熬黑去渣候
冷調搽即愈

畫眉膏

乃小兒斷乳之奇法也

山梔一枚　辰砂　麝香
雄黄　雌黄各二分　輕粉一分

右六味共研細末宜擇伏斷日待兒熟睡用麻油
調搽兩眉毛上即不思乳

蕪荑散

治膈上蟲動口內流涎

白蕪荑　乾漆炒各等分

右二味為末每服五六分米飲下

安蟲散

治蟲動心痛

胡粉炒黃　檳榔　川楝子

鶴蝨各三錢　枯礬二錢五分

右五味為末每服五六分痛時米飲調下

白玉散

治丹瘤

白土二錢五分　寒水石五分

右二味杵為散用米醋或新水調塗

百祥丸

治痘瘡黑陷及嗽而吐青綠水

紅牙大戟陰乾醬水煮軟去骨復入原汁中煮

右焙乾為末水泛為丸如粟米大每服十丸赤芝蔴湯送下

宣風散

治痘毒腫乘腎腹脹黑啗

檳榔二枚　橘皮　青皮

甘草各二錢　牽牛頭末四錢

右五味杵為散三歲兒服一錢匕蜜水調服

加味四聖散

治痘灌漿時熱渴引水或作癢

紫草茸　人參　黃芪生各一錢

木通七分　甘草　川芎各五分

木香三分　蟬蛻七枚

右八味杵為散水煎熱服

獨聖散

治痘瘡毒盛伏陷

鼠粘子　甘　草炒研　紫草茸

右三味各等分杵為散每服一錢水煎温服日二

三服

陳氏木香散

治痘瘡泄瀉後虛寒癢塌

木　香　大腹皮　肉　桂

半夏　青皮炒　柴胡
人參　赤茯苓　甘草炙
訶子肉　丁香各等分
右十一味杵為散每服一二錢加薑一片棗二枚水煎溫服自汗癢塌去腹皮青皮柴胡加黃芪白朮糯米

陳氏異功散

治痘瘡灰白伏陷大渴泄瀉是為脾腎兩虛
木香　當歸身　茯苓

肉桂　肉豆蔻　丁香

熟附子　人參　白朮

半夏　厚樸　橘皮各等分

右十二味杵為散每服二三錢加薑棗煎服

參茋四聖散

治痘胃虛少食發熱作渴而起發遲

人參　黃茋　白朮各六錢

紫草茸　茯苓　芍藥各八分

當歸七分　木通六分　防風

甘草 川芎各五分 粳米一撮

右十二味杵為散，每服二錢，水煎熱服。

神應奪命丹

治痘觸寒邪，肌表固閉，黑陷不起。

麻黄連根節，蜜酒炙，八分 蟬蜕去翅足，三分 紫草酒洗

紅花 穿山甲酒炙，各五分 真蟾酥三分

辰砂以絹囊盛，線懸著，土同升麻、麻黄、紫草、連翹四味，用新汲水入砂鍋內，桑柴火煮一晝夜，取出辰砂研細，將藥汁濾淨，飛砂取淨二錢

右七味為末，醇酒杵和，分作十丸，周歲兒服半丸，

三歲者一丸大者不過三丸熱酒化下煖覆取汗汗出痘亦隨發也必擇天醫生氣日修合佳

神授散

治痘黑陷咬牙昏熱悶亂煩躁不甯

人牙酥炙 苦參各五錢 紫草 生地黄 犀角剉 麥門冬去心各六錢 黄芩酒炒 燒人矢童男者各二錢

右八味杵為散醞酒調服一錢五分日二夜一良久痘起光潤而惡候除不能酒者糯米飲調服

至寶丹

治痘脾胃虛寒肢冷不食尖陷不起

以生糯米與黃色雄狗餵食取矢中米淘淨炙乾研細每兩入麝香三分隨證用溫補脾胃藥或獨參保元湯送下

無價散

治痘毒傷胃黑陷

取臘月人矢乾者燒矢為灰砂糖湯調服方寸匕服後即變紅活

人牙散

治痘瘡寒閉毒邪干腎而黑陷手足清

人牙燒存性為極細末每服四五分至一錢獖猪尾

血調紫草湯下古方入麝香少許酒釀調服

錢氏云痘疹最怕麝與酒觸恐防發癢

珍珠人牙散

治痘瘡毒伏心腎黑陷神昏

人牙煅五錢　珍珠一錢　血竭

右三味搗為散每服四五分酒漿調服

桑蟲漿

治痘氣虛毒盛白陷不起

生桑樹内蟲一二枚蒸熟酒釀搗絞頓服之

地龍酒

治痘血熱毒盛黑陷不起

活地龍五七枚同烏芊搗絞入酒漿少許頓熱服之

雞冠血

治痘青乾紫黑陷血熱毒盛者

穿山甲炮研極細每用五六分至一錢刺老雄雞冠

上血數滴酒釀調匀頓熱服

牛李膏 一名必勝膏

治痘黑陷不起

牛李子 一名鼠李子又名烏絳子俗名緑子可以染絳

右一味熬膏收乾丸如皂子大桃膠煎湯化下如無鮮者乾者熬膏用之

棗變百祥丸

治痘瘡黑陷便秘

大棗 十枚擘 大戟 二兩去骨

右二味煮爛去大戟將棗擣丸如菉豆大周歲兒十丸紫草湯或木香湯下從少至多以利為度

周天散

治痘黑陷項强直視喘脹發搐

地龍去土焙乾二兩　蟬蛻去翅足五錢

右二味為散每服五分至一錢乳香煎湯調下日三夜一痘起為效

白花蛇散

治痘虛寒白陷毒匿不起

白花蛇二錢　丁香十枚

右二味為散每服三五分熱酒調下

椒梅丸

治痘為蟲閟不得發出

秦椒三錢　烏梅　黄連

右三味為末以飴糖和丸如黍米大量兒大小分二三服服後須臾得入蟲口次與紫草承氣湯下

猪尾膏

治痘倒靨心神不甯

小猪尾尖上刺血數滴入氷片少許辰砂末一錢同研成膏分作三五服木香湯化下

透肌散 即人參透肌散

治痘發時作癢大便不實

人參　白朮　茯苓

芍藥　紫草各一錢　甘草五分

蟬蛻七枚　當歸　木通各六分

糯米一撮

右十味杵為散每服一錢水煎熱服日再服

二寶散

治痘頂色白肉紅腫而痘反不腫或黑陷不起

生玳瑁　犀　角剉各等分

右二味為散入豬心血少許煎紫草湯調服

豆蔻丸

治痘出氣虛吐利不止

肉豆蔻　木　香　砂　仁

龍　骨煅過水飛　訶子肉煨　赤石脂各等分

枯　礬減半

右七味共為末用神麴糊丸如黍米大周歲兒服二十丸米飲下

橘皮茱連散

治痘瘡初起乾嘔而噦

橘皮六錢　吳茱萸三錢　黃連一兩同茱萸炒

竹茹一團

右四味杵為散每服一錢水煎熱服

梔子仁散

治痘疹毒盛色黑便秘

梔子仁熬黑一兩　白鮮皮　赤芍藥
升麻各五錢　寒水石如無石膏代之　甘草炙各三錢
右六味杵為散每服一二錢水煎量兒大小調紫
草茸末半錢匕服之
秘傳復生散
治痘瘡黑陷不起發
珍珠　琥珀　雄黄
硃砂　穿山甲　兩頭尖
香附米各一錢　真蟾酥五錢人乳浸化

右七味研細與蟾酥和勻為散一歲兒服八釐二三歲服一分二釐用熟蜜水調下

代天宣化丸

嘉靖甲午春痘毒流行病死者什八九乃一厄也時有預服三豆湯絲瓜辰砂散及方書所載預解痘毒之法靡不用之未見其效予竊思痘疹疫癘之毒因歲運災青之變難以藥解而人事未盡又不可委之天數也於是檢閱古方乃於韓氏醫通得五瘟丹以五運為主喜曰此解毒神藥也依方

修合施售與人但服之者莫不輕疎人皆神之故名之

甘草甲乙年為君土　黄芩乙庚年為君金　黄蘗丙辛年為君水

山梔丁壬年為君木　黄連戊癸年為君火　連翹佐

牛蒡子佐　山豆根佐

先視其年所屬者為君次四味為臣君藥倍用臣藥減半佐視臣又減半共為極細末於冬至日修合取雪水煮升麻汁打麪糊丸辰砂為衣竹葉煎湯下丸如桐子大每服三十丸

消毒保嬰丹

治痘毒

黑大荳三十粒　赤小荳七十粒　新升麻

赤芍藥　各七錢五分　生地黄酒浸焙　牛蒡子炒

辰砂另研水飛　山查肉各一兩　荆芥連穗

防風去蘆　生甘草　川獨活

當歸酒洗　黄連去枝梗　桔梗各五錢

老絲爪隔年經霜者二枚，取連藤蒂五寸，燒存性

纏荳藤黄豆或菉豆梗上纏繞細紅絲者是也。八月間生，烈日採之，陰乾，一兩五錢

右十七味各研細和勻用淨沙糖水化為丸如李核大每服一丸濃煎甘草湯化下

其藥須每味預備待春分秋分或正月十五日七月十五日十月十五日灑掃靜室至誠修合忌婦人戴孝人猫犬見之合畢焚香叩齒日出時望東吸氣一口吹佈藥上向太陽密咒一氣七遍咒曰

神仙真藥體合自然嬰兒吞服天地齊年吾奉

太上老君急急如律令勅

白螺散

治痘溼不收

白螺殼（陳年土墻内者煅過）

為細末痘瘡溼處糝之

金華散

治痘後肥瘡疳瘡疥癬能涼肌解毒收水

黄丹　黄柏　黄芪

黄連　大黄（各三錢）　輕粉（五分）

麝香（一分）

右七味共研細末溼瘡乾糝燥瘡熬豬油調搽

移痘丹

治痘出目中初見點時用此移之

珍珠　茯神　遠志肉各一錢

琥珀五分　守宮十枚去頭足配辰砂一錢陰乾

右五味為末紫草膏和丸如梧子大每服一錢二分欲移在手足官桂葳靈仙煎湯下欲專移在足牛膝木瓜煎湯下微汗為度再用後藥二服

川芎　藁本　荊芥

白芷各五分　蟬蛻三分　防風八分

生薑一片　葱白一莖

右八味水煎温服血熱者加紫草連翹

此方出麻城家秘黄石峯極言其神而吾以痘疹名世者莫不以守宫為方士異端曷知醫學正傳聖濟總録衛生寶鑑丹溪摘玄聖惠方等咸取入劑豈可以方士異端目之耶

神燈照

解痘厭轉凶為吉歌云痘不起兮怎奈何我有神燈通竅多照動乾坎方為主次照大處太陽窩一

日三次周流照其痘中間定發窠此法上仙留下
世醫家少會照沉疴

紫草上上　白芷上　沉香中
北細辛中　三奈中　乳香中
檀香中　肉桂下

右八味共乳細末將藥捲入紙條內用麻油黃蠟各五錢熬化將藥撚拖之燃照痘兒面部周身一日數照以解其厭

薰穢散

治痘觸穢氣黑陷倒靨

蒼朮　細辛　甘松

川芎　乳香　降香各等分

右六味杵爲散燒烟解血及諸穢氣

辟穢香

治同前

大黄一倍　蒼朮減半

右二味爲散燒烟辟尸厭諸穢

珍珠散

治疽疔

珍珠生研　菉豆生研　豌豆燒存性

髮灰各等分

右四味為細末胭脂調銀鍼挑破口含清水吮去毒血塗之一方無菉豆加氷片少許

三仙散

治疽疔

紫花地丁　番日草　當歸尾各等分

右三味杵為散每服二錢水煎溫服

拔疔散

治疽疔

雄黃　硃砂　白芷各等分

右三味共乳細油胭脂調用銀鍼挑破搽之

四寶丹

治疽疔

珍珠三分　豌豆灰　血餘各等分

氷片五釐

右四味共乳細以油臙脂調成膏每以金銀簪刺

破將膏塡入瘡口即刻紅活矣

四聖丸

治痘後翳膜

兔糞四兩　家菊花二兩　白蒺藜

甘草各一兩

右四味爲末煉蜜爲丸如桐子大每服三十丸菊

茶送下

痘後餘毒方

人參　白茯苓　犀角剉

金銀花各三錢　甘草一錢五分　羚羊角一錢

珍珠八分研

右七味共爲末蜜丸如梧子大每日服一錢白湯下日日服神效

又方

菉豆末生　赤小豆末　白蜜各五錢

猪油三錢

右四味用馬齒莧汁一碗同藥淨鍋内熬成膏塗之即愈

三豆散

專治小兒痘後餘熱結毒俗名痘毒纏綿不愈者

赤豆 黑豆 菉豆各等分

右三味將豆浸水中一日搗爛塗患上乾即更換用油紙隔包好立愈

痘毒久不收功奇方 湯聘三

乾百合三錢 血竭二錢 冰片一分

右三味共研極細末乾糝患處數日即可收功

解毒護童膏陰騭文註證

此膏與小兒喫一切瘡毒不生併可稀痘若初出痘後修服此膏則遺毒不留勝於多喫胡桃也

金銀花一觔　粉甘草四兩

右二味用水十碗煎至銀花無苦味甘草無甜味為止去渣入白米粉三合收成膏埋土内一日以出火氣每早用百沸湯冲服一匙

排毒散

治痘後餘毒發癰能食便秘

大黄酒蒸一兩　白芷七錢五分　沉香另研

本香各二錢五分　穿山甲炮三錢　歸尾

右六味杵為散每服二三錢用忍冬花煎湯下日三服虛者減大黃加荊防連翹甘草節欲托加黃茋防風

解毒內托散

治疽後發癰

黃茋　當歸　防風

荊芥　連翹　赤芍

木通各等分　甘草節減半　忍冬花倍用

右九味杵為散每服二錢水煎入醽酒少許服之

四聖丹

專點痘疔即刻回生

牛黃一錢二分　兒茶一錢七分　硃砂八分

珍珠二分

右四味共乳細用口嚼胭脂調勻點之

痘收氣將絕方

此為元氣大虛宜此方主之

胎元　人牙人乳製　鹿牙人乳製

雞蛋　黄芪　人參
純陽草　白朮　陳皮
甘草各等分
右十味共乳細末用人乳同薑汁調灌即刻回生
痘疳主方驗方
牛糞尖燒灰存性　雄黄各等分
右二味共乳細末每錢加冰片二分搽患處立愈
孟氏介石治痧神方
凡遇痧疹不拘四時皆可煎服藥味分兩萬勿增

損

石膏煅二兩　當歸尾　乾葛

桑白皮各一兩　荊芥　地骨皮

桔梗各八錢　牛蒡子　赤芍

陳皮　薄荷各五錢　枳殼六錢

川貝母　甘草各四錢　紅花三錢

右十五味共為細末每次用末三五錢白水三鍾煎湯濾去渣服輕者三五服重者六七服立愈照方施濟功德無窮大能起發透表解毒清熱不傷

元氣是以功有神效并表藥性於左
石膏味辛色白達表淡而利竅煅用即純痲疹要
藥清涼解毒以為君陳皮枳殼桔梗疎氣消肺脹
桑皮潤肺止喘清火化痰紅花歸尾赤芍味辛苦
治肺經血熱血活則毒散牛蒡子解毒發癮疹乾
葛味辛發表透肌解渴薄荷清肺胃之熱疎氣分
舒毛竅地骨皮清熱解毒甘草解毒而和藥性荊
芥散血分之風熱貝母化痰而解毒且清膈上之
熱

天真膏

治痲疹後咳嗽內熱氣血不調心神昏亂夜臥不安或生瘡疥

白朮米泔浸炒　生地黃　元參

生黃芪　知母　麥門冬去心

沙參　生薏仁　桑皮各四兩

白茯苓　當歸　白茯神

橘紅　牡丹皮　紫菀

棗仁炒各二兩

右十六味取長流水用砂鍋以桑柴文武火熬加白蜜收成膏每服三五茶匙白滚湯調服

犀角解毒化痰丸

治痲瘄證咳嗽氣喘唇紅面赤結熱在内煩躁不安或口鼻出血等症

生犀角剉　紫草　連翹心

花粉　牡丹皮　薄荷

甘草梢　川貝母去心各一兩　黄連

牛蒡子各三錢　生地黄二兩　當歸尾八錢

赤　芍六錢

右十三味共為細末煉蜜為丸如彈子大每服一丸竹葉湯服

石斛清胃散

治痲瘄後嘔吐胃虛不食餘熱未清

石　斛　茯　苓　橘　皮

枳　殼　穭　豆　藿　香

丹　皮　赤　芍各等分　甘　草減半

右九味杵為散每服三錢加生薑一片水煎服

奪命丹

治痘觸邪黑陷不起

麻黄去節蜜酒拌炒　升麻　山豆根

紅花　牛蒡子　連翹

蟬蛻　紫草茸　人中黄各等分

右九味為末蜜酒和丸如梧子大辰砂為衣兒大者服二錢小者服一錢薄荷湯化下

犀角解毒丸

治小兒胎毒及痘瘡之後火毒未清或發痘毒或

生瘡癬或痘前多服溫補痘後必須清解宜服此丸又治胎火疳熱口乾舌破牙齒出血二便秘結煩渴狂躁面赤咽痛等症

犀角剉　生地黄　防風

全當歸　荆芥穗各一兩　桔梗

赤芍　連翹　牛蒡子各七錢

蘇薄荷　淡黄芩　粉甘草各五錢

右十二味共為細末煉蜜為丸每重三分五釐用薄荷湯或燈心湯化服一丸忌辛辣發物